DIE CHIRURGISCHE BEHANDLUNG DER LUNGENTUBERKULOSE

ERFAHRUNGEN UND KRITISCHE BETRACHTUNGEN

VON

DR. A. BRUNNER
PRIVATDOZENT · OBERARZT AN DER CHIRURGISCHEN UNIVERSITÄTS-KLINIK MÜNCHEN

UND

DR. G. BAER
SANITÄTSRAT · OBERARZT DER FÜRSORGESTELLE FÜR LUNGENKRANKE MÜNCHEN

MIT 13 ABBILDUNGEN

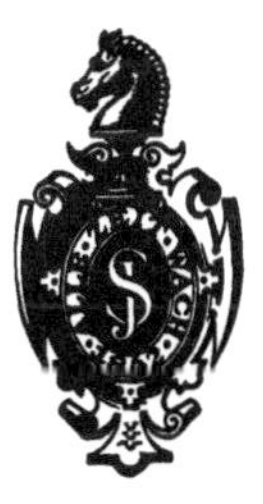

BERLIN
VERLAG VON JULIUS SPRINGER
1926

SONDERABDRUCK AUS
ERGEBNISSE DER INNEREN MEDIZIN
28. BAND.

ISBN-13: 978-3-642-89581-4 e-ISBN-13: 978-3-642-91437-9
DOI: 10.1007/978-3-642-91437-9

SOFTCOVER REPRINT OF THE HARDCOVER 1ST EDITION 1926

Geleitwort.

Die große Bereicherung, welche die Therapie der Lungentuberkulose durch die Einführung verschiedenartiger operativer Methoden erfahren hat, ist eine so bedeutungsvolle, daß ihre Kenntnis Allgemeingut der Ärzteschaft werden muß. Im Einzelfall wird es stets wichtig sein, den richtigen Weg zu finden; denn auch hier gilt es bestimmte Indikationen innezuhalten, die bald diesen bald jenen operativen Weg weisen. Von der Richtigkeit der Indikationsstellung hängen in weitem Maße der Erfolg der Behandlung und das Schicksal des Patienten ab. Es handelt sich also hier um ein wichtiges Grenzgebiet zwischen der inneren Medizin und Chirurgie, das von beiden Seiten her zu beleuchten Zweck des vorliegenden Büchleins ist, welches seine Entstehung einer Aufforderung meinerseits verdankt, das Gebiet für die Ergebnisse der inneren Medizin und Kinderheilkunde zu bearbeiten. Ich habe mich dabei von dem selbstempfundenen Bedürfnis leiten lassen, für die Praxis einen kurzgefaßten Leitfaden aus sachkundiger Feder zu erhalten. Die reichen persönlichen Kenntnisse und Erfahrungen der beiden Autoren machen das Büchlein zu einem erstklassigen Ratgeber, dem bei der praktischen Wichtigkeit des Stoffes weiteste Verbreitung zu wünschen ist.

Kiel, im Dezember 1925.

A. Schittenhelm.

Inhaltsverzeichnis.

Seite

I. Anzeigen und Ergebnisse der operativen Behandlung der Lungentuberkulose.
Von Privatdozent Dr. A. Brunner, München 1
Einleitung 1
Wesen und mechanische Leistungsfähigkeit der verschiedenen Verfahren 4
Anzeigen und Gegenanzeigen der einzelnen Verfahren 11
Ergebnisse der operativen Behandlung der Lungentuberkulose 26
Die chirurgische Behandlung der Pneumothoraxergüsse 30

II. Der Standpunkt des Internen zur chirurgischen Behandlung der Lungentuberkulose.
Von Sanitätsrat Dr. G. Baer, München 39
Einleitung 39
Das Problem der Kollapstherapie 40
Die Pneumothoraxbehandlung 43
Komplikationen des Pneumothorax und ihre Behandlung 48
Pneumothoraxbehandlung bei Kindern 53
Chirurgische Behandlung durch Thorakoplastik usw. 54

Literatur 64

I. Anzeigen und Ergebnisse der operativen Behandlung der Lungentuberkulose.

Einleitung.

Die zunehmende Zahl der Veröffentlichungen über die operative Behandlung der Lungentuberkulose zeigt eindrucksvoll, daß sie sich neben der allgemein anerkannten Pneumothoraxtherapie einen gesicherten Platz erworben hat. Während außerhalb des deutschen Sprachgebietes vor allem die skandinavischen Länder frühzeitig rege Anteilnahme für die neuen Aufgaben bekundeten und auf Grund der reichen Erfahrungen namentlich von Saugman (Gravesen), Bull, Jacobaeus und Einar Key sich ein eigenes Urteil über die Leistungsfähigkeit der Verfahren bildeten, wird aus Frankreich, England und Amerika mit wenigen Ausnahmen nur von vereinzelten Beobachtungen berichtet.

Die Pneumothoraxbehandlung ist in viel höherem Maße zum Allgemeingut der Fachärzte geworden. Es gibt wohl nur noch wenig Heilstätten oder größere Krankenhäuser, die das Verfahren nicht mit mehr oder weniger strenger Auswahl der Fälle in Anwendung bringen. Die Kranken finden zum mindesten in jeder bedeutenderen Stadt einen Arzt, der Nachfüllungen vornimmt.

Wenn man die Ergebnisse der beiden Behandlungsarten miteinander vergleicht, so wird man durch die Tatsache überrascht, daß die Erfolge der operativen Behandlung hinter denen des künstlichen Pneumothorax nicht nachstehen. Gerade die von Saugman mitgeteilten Zahlen sind in dieser Beziehung besonders lehrreich. Er berichtete 1921 über eine 14jährige Sanatoriumserfahrung mit mehr als 500 dem künstlichen Pneumothorax unterzogenen Phthisikern. 40% der behandelten Kranken waren noch arbeitsfähig gegenüber 12,8% der Tuberkulösen, bei denen wegen Verwachsungen die Gaseinfüllung wieder aufgegeben worden war. 36% der Lungenkranken 3. Grades waren bacillenfrei geworden. Etwas mehr als die Hälfte der Pneumothoraxträger ist gestorben. Gravesen teilt die Spätergebnisse der Thorakoplastiken Saugmans mit, die bei 69 Kranken 2—7 Jahre nach der Operation festgestellt worden sind. 44,9% der Operierten sind arbeitsfähig, an Tuberkulose sind 42,1%, an anderen Krankheiten 2,9% gestorben.

Wenn die beiden Behandlungsarten von kundiger Hand geübt werden, besteht also kein grundsätzlicher Unterschied in bezug auf die Gefährlichkeit der Methoden. Die psychologisch verständliche Abneigung der Kranken gegen die eingreifende Operation kann allein ihre langsame Verbreitung nicht erklären. Die operative Technik bildet kein unüberwindliches Hindernis; sie ist von jedem Chirurgen zu erlernen. Die Schwierigkeit liegt einzig und allein auf dem Gebiete der Anzeigenstellung. Die Annahme, daß bei jeder schwereren einseitigen Tuberkulose der Pneumothorax zu versuchen und bei vorhandenen Verwachsungen durch die Thorakoplastik zu ersetzen sei, führt zu Fehlschlägen. Es muß immer und immer wieder mit Nachdruck darauf hingewiesen werden, daß hinsichtlich der Anzeigestellung Pneumothorax und Plastik nicht als gleichwertige Eingriffe zu betrachten sind. Die beiden Verfahren können wohl bei einer gewissen Gruppe von Erkrankungen einander ersetzen. Die Erfahrung hat aber gelehrt, daß es Formen der Lungentuberkulose gibt, bei denen unbedingt der Pneumothorax der Thorakoplastik vorzuziehen ist, während in anderen Fällen nur die Entknochung der Brustwand einen Dauererfolg verspricht.

Die kritische Bewertung der Behandlungsergebnisse läßt die Leistungsfähigkeit der verschiedenen Maßnahmen erkennen und gegeneinander abgrenzen. Eine zielbewußte Therapie ist aber erst möglich, wenn der Arzt so weit in das Wesen der Lungentuberkulose eingedrungen ist, daß er die Prognose der vorliegenden Erkrankung an und für sich mit einer gewissen Zuverlässigkeit zu stellen imstande ist. Man wird einem Kranken mit schlechter Vorhersage nur ungern eine große Operation zumuten, um ja nicht durch die besondere Belastung die letzte Widerstandskraft zu brechen, während man sich zu einem künstlichen Pneumothorax oder einer Zwerchfellähmung noch entschließen kann.

Bei der Beurteilung der Kranken darf selbstverständlich das Allgemeinbefinden nicht unberücksichtigt bleiben; der Ernährungszustand, die Gesichtsfarbe und das Verhalten der Körperwärme geben wichtige Fingerzeige. Die genaue Erhebung der Vorgeschichte kann über das mehr oder weniger rasche Fortschreiten des Leidens und über die Widerstandskraft des befallenen Körpers aufklären. Die Bestimmung der Senkungsgeschwindigkeit der roten Blutkörperchen, die Untersuchung des weißen Blutbildes, die Urochromogenreaktion und die immunbiologischen Proben werden je nach der Vorliebe des Arztes mit herangezogen.

Von größter Bedeutung ist die Erkennung der pathologisch-anatomischen Form der Erkrankung, da sie zugleich weitgehende Schlüsse in bezug auf die Prognose erlaubt. Die Trennung in exsudative und produktive Vorgänge, wie sie nach den grundlegenden Untersuchungen von Fraenkel und Albrecht vor allem durch die Freiburger Schule Aschoffs ausgebaut worden ist, hat ungemein befruchtend gewirkt. Die verschiedenen anatomischen Bilder der Tuberkulose sind ein Ausdruck der wechselnden Reaktion des Körpers auf die tuberkulöse Infektion. Wir wissen aus den bedeutungsvollen Arbeiten Rankes, daß der tuberkulöse Primäraffekt das Bild der exsudativen Veränderungen zeigt. Auch bei der tertiären Form der chronischen Lungenphthise darf man einen Zusammenhang zwischen dem „Durchseuchungswiderstand" nach Petruschky und der anatomischen Gestaltung der Erkrankung annehmen. Vermag der Organismus kräftig gegenüber der Infektion mit Tuberkelbacillen zu reagieren, so kommt es in der Lunge zu produktiven Vorgängen mit Neigung zu Umwandlung in Cirrhose. Je geringer die Allergie ist, um so stürmischer und ausgedehnter entstehen exsudative Veränderungen.

Wir sind uns selbstverständlich darüber klar, daß die anatomischen Formen nur selten rein vorkommen. Diese Einsicht kann uns aber nicht davon abhalten, für die Praxis die Zweiteilung in exsudative und produktive Erscheinungen beizubehalten. Es genügt für die prognostische Bewertung einer Erkrankung, wenn man die vorherrschenden Veränderungen diagnostisch erfaßt.

Die Erkennung der anatomischen Formen durch die physikalische Untersuchung ist allerdings nicht leicht und erfordert eine gewisse Erfahrung. Immerhin hat die v. Rombergsche Schule den Beweis erbracht, daß man damit zum Ziele kommen kann. Von besonderer Bedeutung ist der Nachweis von Schrumpfungserscheinungen als Ausdruck der Cirrhose. Verschmälerung und Abflachung der kranken Brustseite, Zurückbleiben bei der Atmung und Verengerung der Zwischenrippenräume weisen auf Narbenbildung hin. Die namentlich röntgenologisch zu erkennende Verziehung der Luftröhre und die Verlagerung des Herzens nach der kranken Seite sind im gleichen Sinne zu bewerten. Wir haben allerdings schon früher mit Nachdruck betont, daß die ausgeprägtesten Schrumpfungen im Anschluß an wäßrige und namentlich eitrige Rippenfell-

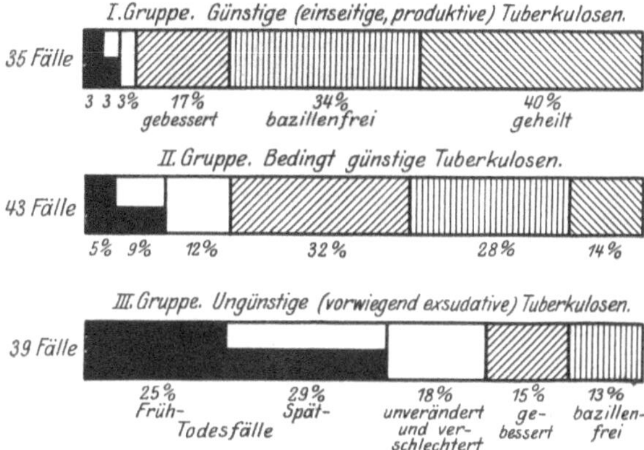

Abb. 1. Vergleich der Ergebnisse der Thorakoplastik je nach der klinischen Bewertung der Fälle.

entzündungen auftreten, ohne daß dabei eine nennenswerte Induration in der Lunge selbst vorzuliegen braucht. Es wurden stärkste Verlagerungen des Herzens bis zur ausgesprochenen Dextrokardie durch solche Schwartenschrumpfung beobachtet, wobei die klinische Untersuchung und der ganze spätere Verlauf auf exsudative Lungenveränderungen hinwiesen.

Das wertvollste Untersuchungsverfahren zur Abgrenzung der anatomischen Formen der Tuberkulose beim Lebenden ist unbestritten die Röntgenaufnahme. Gräff und Küpferle haben durch ihre ausgezeichneten Forschungen die produktiven von den exsudativen Vorgängen auf der Platte unterscheiden gelehrt.

Die Erfahrungen der Münchener Klinik haben gezeigt, daß es durch genaue klinische und röntgenologische Untersuchung tatsächlich gelingt, sich ein genügendes Bild über die pathologische Anatomie der vorliegenden Erkrankungsform zu machen, um daraus wertvolle prognostische Schlüsse zu ziehen. Unser Bestreben geht dahin, schon vor der Einleitung der Behandlung die Prognose unter Berücksichtigung der Eingriffe mit einer gewissen Wahrscheinlichkeit zu stellen. Die ungleich günstigeren

Aussichten der produktiv-cirrhotischen gegenüber den exsudativen Erkrankungen geht aus einer Zusammenstellung Brunners über die Ergebnisse von 117 Thorakoplastiken hervor (Abb. 1). Die beobachteten Fälle wurden in drei Gruppen eingeteilt. Die erste umfaßt die praktisch rein einseitigen, produktiv-cirrhotischen Formen, die lange Jahre bestehen und deutliche Heilungsneigung durch Schrumpfung aufweisen. Abgegrenzte Kavernen schließen keineswegs von dieser Gruppe aus. Zur zweiten Gruppe gehören auch noch vorwiegend produktive Tuberkulosen, bei denen aber subfebrile Temperaturen begleitende exsudative Vorgänge anzeigen, oder die andere Seite nicht ganz ruhig ist. Die dritte Gruppe schließt die rasch fortschreitenden, fieberhaften, ausgesprochen exsudativen Phthisen ein, die meist mit starker Beeinträchtigung des Allgemeinbefindens einhergehen.

Was nun die Anzeigen zu einer aktiven Behandlung der Lungentuberkulose anbelangt, so sind wohl heute alle gewissenhaften Ärzte darin einig, daß sie erst unternommen werden darf, wenn die anderen Maßnahmen keine Aussichten auf Erfolg mehr bieten. Es ist ein Unrecht, beginnende Spitzenerkrankungen ohne weiteres dem künstlichen Pneumothorax zu unterwerfen. Aber auch bei ausgedehnteren Phthisen soll zunächst eine den neuzeitlichen Anforderungen entsprechende Behandlung in einem geeigneten Krankenhause oder noch besser in einer Heilstätte den Beweis erbracht haben, daß man auf diesem Wege nicht vorwärts kommt. Bei der Wahl des Zeitpunktes zum Eingreifen müssen unter Umständen gewisse soziale Fragen mitberücksichtigt werden. Man wird bei einem Lehrer, der nur wieder berufsfähig wird, wenn er bacillenfrei ist, eine Thorakoplastik eher vorschlagen, als bei einem anderen Kranken, bei dem die Tatsache des „Geschlossenseins“ nicht die gleiche Rolle spielt. Im allgemeinen ist ein aktives Vorgehen geboten, wenn es eine **raschere** Wiederherstellung der Erwerbsfähigkeit in Aussicht stellt, als jahrelang fortgesetzte Liegekuren.

Wesen und mechanische Leistungsfähigkeit der verschiedenen Verfahren.

Bei der Wahl des operativen Eingriffes sind verschiedene Gesichtspunkte zu berücksichtigen. Es muß immer wieder betont werden, daß die einzelnen Verfahren keineswegs gleichwertig sind. Baer sagt mit Recht, „daß die Indikationswege von Pneumothorax und Thorakoplastik auf weite Strecken, und zwar auf die Hauptstrecken, zusammenlaufen; aber am Anfang und Ende gehen die Wege auseinander“. Alle heute noch anerkannten Maßnahmen haben den gemeinsamen Zweck, die kranke Lunge einzuengen und durch die auf diese Weise erreichte Ruhigstellung die natürlichen Heilungsvorgänge anzuregen und zu unterstützen. Sie haben zur Voraussetzung, daß die Atmungsoberfläche überhaupt noch willkürlich verkleinert werden darf.

Der Körper besitzt mannigfache Möglichkeiten, um bei einer Einschränkung der Atmungsoberfläche den Ausfall auszugleichen. Bei einer raschen Verkleinerung wird durch eine Vermehrung und Vertiefung der Atemzüge bald wieder der frühere Gesamtgaswechsel erreicht. Aus Beobachtungen von Zuntz und seinen Mitarbeitern bei Bergsteigern geht hervor, daß bei erschwerter

Sauerstoffversorgung durch Gewöhnung allmählich eine bessere Ausnützung der zugeführten Energie eintritt. Bei allen Zuständen ungenügender Atmung wird die Blutkörperchenzahl vermehrt und dadurch der Hämoglobinvorrat des Körpers gesteigert. Die Mehrbelastung der erhaltenen Lunge führt neben Emphysembildung sicher auch zu einer richtigen kompensatorischen Hypertrophie (Friedrich, Sauerbruch, Haasler und Nissen). Die Einengung der Strombahn im Gebiete des kleinen Kreislaufes zwingt das rechte Herz zu einer Vermehrung seiner Tätigkeit, wenn in der Zeiteinheit die gleiche Blutmenge durchgetrieben werden soll; die erhöhten Anforderungen bewirken immer eine gewisse Hypertrophie.

Die bei den verschiedenen Verfahren der Einengungsbehandlung erzeugte Lungenverkleinerung wird daher in der Regel keine Störungen hervorrufen. Sie wird nur bedenklich, wenn die Ausgleichsmöglichkeiten des Organismus bereits bis zur äußersten Grenze durch die Krankheit selbst und ihre Gewebszerstörung in Anspruch genommen sind. Auffallende Cyanose und Kurzatmigkeit bei geringen Anstrengungen, ja sogar schon in Ruhe, lassen die ernsten Zustände erkennen.

Eine Sonderstellung nehmen nur die Kranken ein, bei denen Herzbeschwerden und Atemnot nicht durch die muskuläre Insuffizienz des Herzens, sondern durch Schwielenbildung im Bereich von Herzbeutel und Brustfell und Verziehung nach der kranken Seite hervorgerufen werden. Durch eine entsprechende Entknochung der Brustwand wird das Herz zum Teil aus der narbigen Umklammerung befreit, so daß es wieder in befriedigender Weise arbeiten kann.

Das Maß der Lungenverkleinerung ist bei den verschiedenen Verfahren sehr ungleich und verdient daher in jedem Einzelfalle besondere Beachtung. Daneben unterscheiden sich die Methoden der Einengungsbehandlung grundsätzlich in bezug auf die Größe des notwendigen operativen Eingriffes und die Zeitdauer der ärztlichen Behandlung. Die Rückwirkung auf den physiologischen Ablauf der Atmung und den Gasaustausch der noch tätigen Lungenteile und die Möglichkeit der daraus entstehenden Zwischenfälle sind mit in Rechnung zu ziehen.

Die größte Verkleinerung der kranken Lunge wird ohne Zweifel durch den künstlichen Pneumothorax erreicht unter der Voraussetzung, daß keine störenden Verwachsungen der Brustfellblätter bestehen.

Da zur Bezeichnung der Größe eines Pneumothorax vielfach ganz verschiedene Eigenschaftswörter gebraucht werden, dürfte es sich empfehlen, die einzelnen Ausdrücke immer im gleichen Sinne zu verwenden. Man versteht unter einem partiellen Pneumothorax allgemein einen Pneumothorax, bei dem wegen Verwachsungen nur eine umschriebene Gasblase entstehen kann. Im Gegensatz dazu besagt die Bezeichnung total, daß die Lunge sich überall von der Brustwand losgelöst hat. Das Maß der Lungenverkleinerung wird folgerichtig dabei nicht berücksichtigt. Ein schmaler Mantelpneumothorax, bei dem die Lunge sich überall gleichmäßig zurückgezogen hat, ist ebensogut total wie ein Pneumothorax, der die Lunge bis zur Atelektase gegen den Hilus preßt. Die Unterschiede in der Größe werden zweckmäßig mit groß und klein ausgedrückt. Ein Pneumothorax ist vollständig oder komplett, wenn die Lunge sich bis zur Erschöpfung ihrer Elastizität verkleinert hat. Ein vollständiger Pneumothorax wird immer zugleich ein totaler sein, während nach dem oben Gesagten das Umgekehrte nicht der Fall zu sein braucht. Da in der Regel wohl der beste Heilerfolg durch einen vollständigen Pneumothorax herbeigeführt wird, verwendet man vielfach in übertragenem Sinne die Bezeichnung komplett für jeden Pneumothorax, der seine kurative Aufgabe erfüllt.

Wird der Druck im Brustkorb in mäßigen Grenzen gehalten und eine Verdrängung des Mittelfelles vermieden, so erleidet die Lüftungsmöglichkeit der anderen Lunge keine Einschränkung. Solange kein vollständiges Zusammenfallen der kranken Lunge herbeigeführt ist, können ihre ausdehnungsfähigen Teile sogar in umschriebenem Maße am Gasaustausch teilnehmen. Als weiterer Vorteil ist zu erwähnen, daß die Behandlung unter Wiederherstellung der früheren Verhältnisse abgebrochen werden kann, sobald es wegen unerwünschter Wirkung geboten erscheint.

Der größte Nachteil des Verfahrens liegt aber in der Tatsache, daß der Pneumothorax bis zur völligen Ausheilung der Erkrankung durchgeführt werden muß. Die pathologische Anatomie lehrt, daß dazu mehrere Jahre notwendig sind. Wenigeinsichtige Kranke werden immer wieder durch die überraschenden Anfangserfolge zu einem vorzeitigen Verzicht auf die Nachfüllungen verleitet und schaden dadurch sich selbst und dem Ruf des Verfahrens. Andererseits bildet das Bestehen eines Pneumothorax für den Träger immer eine gewisse Gefahr, da unangenehme Zwischenfälle auch bei größter Vorsicht des Arztes und gewissenhafter Unterordnung des Kranken nicht unbedingt zu vermeiden sind. Wir fürchten vor allem die Pneumothoraxergüsse, die nach verschiedenen Zusammenstellungen in 50—80% der behandelten Fälle auftreten. Sie sind harmlos, solange sie serös bleiben und nicht durch rasches Entstehen schon rein mechanisch Beschwerden hervorrufen. Sie gewinnen aber eine ernste Bedeutung, wenn sie metastatisch oder sogar durch den Durchbruch einer Kaverne oder auf dem Wege einer Brustwandfistel infiziert werden. Erfahrene Pneumothoraxtherapeuten weisen mit einem gewissen Recht darauf hin, daß solch üble Ereignisse, die den Kranken in Lebensgefahr bringen, bei einer sorgfältigen Technik zum mindesten eingeschränkt, wenn nicht ganz verhütet werden können. Wir gehen nicht auf Einzelheiten ein, sondern verweisen auf die Arbeit von Baer im gleichen Band dieser Ergebnisse.

Die extrapleurale Thorakoplastik kann aus mechanischen Gründen auch bei weitgehender Entknochung der Brustwand im Sinne der Brauer-Friedrichschen Operation der lungenverkleinernden Wirkung eines vollständigen Pneumothorax nie gleichkommen, da das in dem toten Winkel zwischen Querfortsätzen und Wirbelkörper gelegene Lungengewebe von der Einengung nicht erfaßt wird. In der Mehrzahl der Fälle wird man sich aus noch zu erörternden Gründen mit einer paravertebralen Resektion der 1.—11. Rippe begnügen. Man erreicht damit nach eigenen Messungen eine Verkleinerung der Lunge bis zur Hälfte der ursprünglichen Größe; sie kann durch eine unterstützende Zwerchfellähmung noch um ein bis zwei Achtel erhöht werden.

Der operative Eingriff steht namentlich dann, wenn die Plastik in einer Sitzung vorgenommen wird, in keinem Verhältnis zur Anlegung eines Pneumothorax. Die Rückwirkungen auf den Ablauf der Atemtätigkeit nehmen mit der Zahl der resezierten Rippen und mit der Länge der entfernten Knochen zu. Werden nur paravertebral nach Sauerbruch kleine Rippenstücke von 5—12 cm Länge herausgenommen, so haben die Knochenenden die Möglichkeit, bald wieder durch Callusbildung miteinander in feste Verbindung zu treten.

Die Lüftung der Lunge ist beeinträchtigt, solange die noch bewegliche seitliche Brustwand bei jeder Einatmung infolge der im Innern des Brustkorbes eintretenden Druckverminderung durch den äußeren Luftdruck eingedrückt, bei der kommenden Ausatmung aber nach außen gepreßt wird. Diese sog. paradoxe Atmung der Brustwand kann in bedrohlicher Weise nur bei beweglichem Mittelfell, das einen raschen Druckausgleich zwischen atmender und ausgeschalteter Lunge ermöglicht, auftreten. Sie erschwert dann durch das „Mediastinalflattern" die Herztätigkeit und verhindert durch die „Pendelluft" (Brauer) einen genügenden Gasaustausch in der gesunden Lunge. Sie wird in der Nachbehandlung durch geeignete festhaltende Verbände zum mindesten auf ein erträgliches Maß eingeschränkt, wenn nicht ganz ausgeschaltet. Haben die resezierten Rippen nach einigen Wochen wieder eine feste bindegewebige oder sogar knöcherne Vereinigung gefunden, so kann auch die Thorakoplastiklunge in vermindertem Maße wieder an der Atmung teilnehmen.

Die Verhältnisse sind ungünstiger, wenn man grundsätzlich im Sinne der subskapularen-paravertebralen Resektion von Brauer oder der vollkommenen Entknochung der Brustwand bei der ursprünglichen Brauer - Friedrichschen Operation die Rippen so ausgedehnt reseziert, daß eine knöcherne Vereinigung unmöglich wird. Die widersinnige Atmung der ihres Haltes beraubten Brustwand kann unter diesen Verhältnissen bei wenig starrem Mittelfell die Atmung so stören, daß sie dauernd das Tragen einer stützenden Bandage erfordert.

Die Entstellung des Körpers kann als Nachteil der Thorakoplastik bei nüchterner Überlegung kaum angeführt werden. Sie ist bei regelrechter Ausführung der Eingriffe so gering, daß sie beim bekleideten Kranken überhaupt nicht beobachtet wird. Eine namentlich von vorn erkennbare Abflachung der operierten Seite und die durch die veränderten statischen Verhältnisse des Brustkorbes bewirkte geringgradige Verbiegung der Wirbelsäule werden bei einer klinischen Heilung des vorher jahrelang bestehenden Leidens gerne mit in Kauf genommen.

Als besonderer Vorteil der Thorakoplastik vor dem künstlichen Pneumothorax ist neben der viel kürzeren Behandlungszeit zu erwähnen, daß sie eine dauernde Einengung der Lunge herbeiführt. Sie wird daher bei allen Erkrankungsformen, die wegen starker Bindegewebsbildung eine spätere Wiederausdehnung der Lunge unmöglich machen, von vornherein vorzuziehen sein. Ist die Nachbehandlung abgeschlossen und das Ergebnis durch eine entsprechende Nachkur gesichert, so lauern auf den Kranken keine Spätzwischenfälle mehr wie beim Pneumothorax. Die einzige Gefahr besteht im Auftreten der Erkrankung in der anderen Lunge; sie kann verhängnisvoll werden, da die ausgeschaltete Lunge unwiederbringlich für die Atemtätigkeit in dem Maße ihrer Verkleinerung verloren ist.

Neben dem künstlichen Pneumothorax und der Thorakoplastik stehen uns noch einige Verfahren zur Verfügung, die eine umschriebene Einengung kranker Lungenteile ermöglichen und denen daher eine selbständige Bedeutung bei der Bekämpfung der Tuberkulose nur ausnahmsweise zukommt. Sie werden aber zur Unterstützung und Ergänzung der anderen Maßnahmen sehr gerne herangezogen und haben sich daher einen dauernden Platz in der operativen Behandlung der Phthise gesichert.

Durch die künstliche Zwerchfellähmung, die durch eine Unterbrechung des Nervus phrenicus am Halse herbeigeführt wird, erzielt man unter dem Wegfall der Zwerchfellatmung eine weitgehende Ruhigstellung der entsprechenden Lunge und eine Einengung von unten her, die je nach der Verschieblichkeit der beiden Brustfellblätter bis zu einem Drittel der ursprünglichen Größe geht. Voraussetzung für eine vollkommene Erschlaffung des flachen Muskels ist die Forderung, daß alle Wurzeln des Nervus phrenicus in einwandfreier Weise durchtrennt werden. Man erreicht dieses Ziel nach unserer Erfahrung am einfachsten mit Hilfe der von Felix angegebenen Exairese des Phrenicus. Wir gehen auf nähere Einzelheiten nicht ein, sondern verweisen

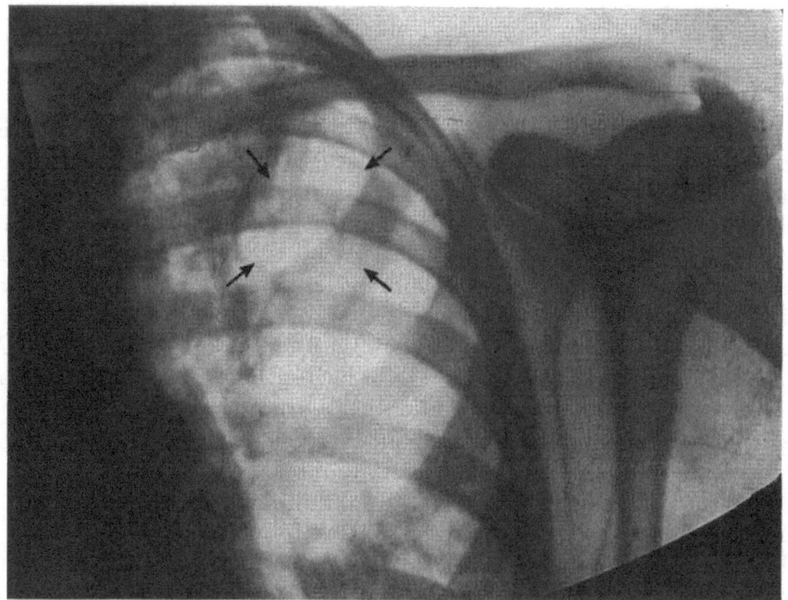

Abb. 2. Eigroße Kaverne (Pfeile) im linken Oberfeld.

auf die neueste Arbeit von Felix im 18. Band der Ergebnisse der Chirurgie und Orthopädie.

Die durch die Zwerchfellähmung herbeigeführte Lungenverkleinerung steht weit hinter der Wirkung eines künstlichen Pneumothorax oder einer Thorakoplastik zurück; sie kann daher nie einen vollwertigen Ersatz für diese beiden Verfahren bilden. Ihr Einfluß darf aber auch nicht unterschätzt werden. Die funktionelle Ruhigstellung betrifft namentlich dann die ganze Lunge, wenn die Rippenatmung durch Pleuraschrumpfung bereits eingeschränkt ist. Die Entspannung erstreckt sich nicht nur auf die untersten Lungenteile, sondern kann auch entfernte Gebiete entlasten, indem die Lungenverkleinerung in erster Linie den Abschnitten zugute kommt, die unter dem stärksten elastischen Zuge stehen. Der günstige Einfluß der Zwerchfellähmung auf eine schrumpfende Spitzencirrhose ist daher sehr wohl verständlich. Sie kann sogar die mechanischen Vorbedingungen für die Heilung einer hochgelegenen Kaverne schaffen.

Die Abb. 2 zeigt einen Ausschnitt aus dem Röntgenbilde einer damals 16jährigen Kranken, die vor 4 Jahren mit einer Blutung erkrankt war und seither mit Unterbrechungen in ärztlicher Behandlung gestanden hatte. Man erkennt im linken Oberfeld eine fast eigroße, ringförmig begrenzte Aufhellung, die als Kaverne anzusprechen ist. Da klinisch auch die rechte Lunge erkrankt und das Mädchen ausgesprochen cyanotisch war, wurde zunächst auf eine chirurgische Behandlung verzichtet. Ein zweites Röntgenbild (Abb. 3), das 14 Monate später aufgenommen wurde, läßt die Kaverne noch deutlicher erkennen. Sie ist größer geworden, ihre bindegewebige Abgrenzung hat sich aber verstärkt. Herr Dr. Baer, der die Kranke in dem Erholungsheim Waldwiese dauernd unter Kontrolle behalten hatte, wies sie im April 1923 erneut in die Klinik ein.

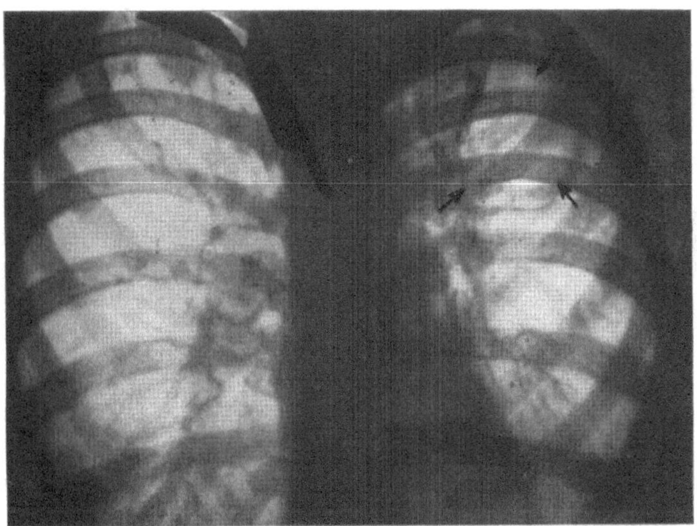

Abb. 3. Aufnahme der gleichen Kranken 14 Monate später: Die Kaverne ist noch größer geworden.

Da neben der großen Kaverne im linken Oberlappen, die zu Blutungen neigte, auch in der rechten Lunge ein langsam fortschreitender acinös-nodöser Prozeß bestand, konnte zur Beeinflussung der Höhlenbildung nur eine Zwerchfellähmung in Frage kommen. Eine Plombe wurde wegen der oberflächlichen Lage der großen und verhältnismäßig dünnwandigen Kaverne nicht in Erwägung gezogen. Ein operatives Vorgehen war geboten, da die Kranke unter deutlicher Verschlechterung des Allgemeinbefindens im letzten Vierteljahr 5 kg an Gewicht verloren hatte. Der Auswurf betrug etwa 20 ccm und enthielt reichlich Tuberkelbacillen und elastische Fasern. Am 25. 4. 1923 wurde das linke Zwerchfell durch Exairese des Nervus phrenicus gelähmt. Es trat bald eine auffallende Besserung ein. Seit mehr als einem halben Jahre sind keine Bacillen mehr nachgewiesen worden, der Auswurf ist ganz verschwunden. Die Kranke hat sich ausgezeichnet erholt und betätigt sich in der Landwirtschaft.

Die am 8. 7. 1925 aufgenommene Röntgenaufnahme (Abb. 4) zeigt einen dichten Schatten im linken Oberfeld, der auf cirrhotischen Veränderungen beruht. Die linke Zwerchfellkuppe steht um etwa 5 cm höher als die rechte. Eine Kaverne ist nicht mehr zu erkennen; der klinische Befund spricht dafür, daß sie ausgeheilt ist.

Ist das Zwerchfell nicht durch Schwartenbildung starr geworden, so zeigt es bei der Atmung in geringem Maße paradoxe Bewegungen. Sie können wohl die durch die Rippenhebung hervorgerufene Lungenlüftung etwas einschränken, sind aber nie so ausgesprochen, daß sie zum Auftreten von Pendelluft führen. Die Zwerchfellähmung erschwert keineswegs das Aushusten, wie man früher befürchtet hatte, und gibt daher nicht zu Lungenentzündungen Veranlassung. Sie erleichtert vielmehr die Expektoration, weil der erhöhte intraabdominelle Druck des Hustenstoßes sich durch die schlaffe muskuläre Scheidewand ungehindert nach oben fortpflanzen kann.

Im allgemeinen darf gesagt werden, daß die Zwerchfellähmung keinen Schaden anrichtet. Es sind aber immerhin mehrmals heftige Lungenblutungen im Anschluß an den Eingriff und langanhaltende Pulsbeschleunigung (Alexander) beobachtet worden. Die Operation als solche ist einfach, kann aber bei

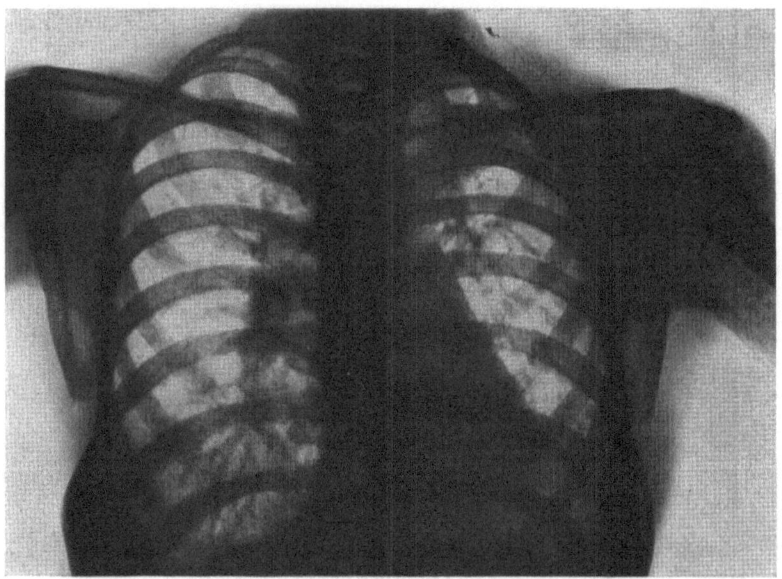

Abb. 4. Aufnahme der gleichen Kranken 2 Jahre nach der Zwerchfellähmung links. An Stelle der früheren Kaverne sind nur noch cirrhotische Veränderungen zu erkennen.

dickem Fettpolster und reichlich entwickelten Venen doch gewisse Schwierigkeiten bereiten. Die bekannt gewordenen Nebenverletzungen von Vagus, Sympathicus und N. thoracalis longus mahnen zur Vorsicht. Todesfälle an Luftembolie nach Gefäßverletzungen sind von Friedrich und Sauerbruch mitgeteilt.

Eine umschriebene Lungenverkleinerung kann in geeigneten Fällen durch die extrapleurale Pneumolyse mit anschließender Plombierung erreicht werden. Wir ziehen die Paraffinplombe nach Baer der Fettplombe Tuffiers vor, da sie dauernd ihre Form und Größe bewahrt und nicht durch nachträgliche Schrumpfung eine Wiederausdehnung der Lunge herbeiführt. Da bei der Plombierung nur eine Rippe durchtrennt zu werden braucht, wird der Atemmechanismus nicht beeinträchtigt. Man kann daher im Gegensatz zur Thorakoplastik eine umschriebene Einengung einer Oberlappenkaverne vornehmen, ohne Aspiration von Höhleninhalt in den Unterlappen mit nachfolgender Lungenentzündung befürchten zu müssen. Weil die Brustwand ihr starres Gefüge bewahrt, können die Kranken sofort nach dem Eingriff richtig aushusten, sofern der Wundschmerz durch Morphium betäubt wird.

Leider hat das Verfahren aber auch seine Nachteile. Die Plomben können nicht willkürlich vergrößert werden, weil sie sonst einen Reiz auf die Umgebung ausüben und zu unliebsamen Ergüssen Veranlassung geben. Man wird sich daher in der Regel mit der Einführung von 200—400 ccm Paraffin begnügen. Die Fremdkörper werden auch bei dieser bescheidenen Größe nicht immer anstandslos vertragen. Sie können noch nach Jahren in darunter liegende Kavernen einbrechen und teilweise ausgehustet werden. Die Infektion des Plombenbettes ist die Folge; sie muß durch die vollständige Entfernung des Paraffins und operative Einengung der extrapleuralen Höhle bekämpft werden.

Anzeigen und Gegenanzeigen der einzelnen Verfahren.

Bei der Anzeigenstellung wird man die Vor- und Nachteile der verschiedenen Verfahren genau gegeneinander abwägen und sich namentlich stets die mechanische Einengungsmöglichkeit des vorgesehenen Eingriffes klar vor Augen halten. Bei schweren und ausgedehnten Erkrankungen der einen Lunge sind weitgehende Ruhigstellung und Ausschaltung zu erstreben. Aus den oben dargelegten Gründen wird dieses Ziel am besten durch einen großen Pneumothorax erreicht. Da er aber einen freien Brustfellspalt zur Voraussetzung hat, wird er in der Regel nur bei verhältnismäßig frischen Erkrankungen angelegt werden können.

Bei chronisch-cirrhotischen Tuberkulosen greift die Narbenbildung fast immer vom Lungengewebe auch auf das Brustfell über und verhindert daher die Bildung einer genügend großen Gasblase. Es hat daher praktisch keinen Sinn, für cirrhotisch-kavernöse Erkrankungen, die mit ausgesprochener Schrumpfung einhergehen, den Pneumothorax vorzuschlagen, da er unter diesen Verhältnissen nur ganz selten angelegt werden kann. Sollte er ausnahmsweise möglich sein, so verzichtet man unseres Erachtens besser darauf und führt von vornherein eine Thorakoplastik aus. Denn wenn schon vor dem Pneumothorax starke Schrumpfung besteht, wird sie nach der Entspannung noch größer werden. Wollte man später nach der Heilung den Pneumothorax wieder eingehen lassen, so wäre es nur möglich unter einer noch ausgesprocheneren Verlagerung des Mittelfelles, als sie vorher schon bestanden hatte. Eine solche Verschiebung wird infolge der vermehrten Starre des Mittelfelles überhaupt nicht mehr zustandekommen oder aber mit so bedeutenden Störungen der Herztätigkeit verbunden sein, daß sie nicht erzwungen werden darf. Wollte man also nach dieser Zeit den Kranken von seinem Pneumothorax befreien, so könnte es nur dadurch geschehen, daß die Brustwand durch eine Teilentknochung der mehr oder weniger unbeweglichen Lungenoberfläche entgegengebracht wird.

Diese Überlegungen haben uns dazu geführt, bei ausgesprochenen Cirrhosen mit Verlagerung des Herzens und der Luftröhre den künstlichen Pneumothorax grundsätzlich abzulehnen.

Im allgemeinen wird der Pneumothorax daher vor allem bei verhältnismäßig frischen fortschreitenden Erkrankungen vorzuschlagen sein, bei denen durch die vorausgeschickte konservative Behandlung eine Besserung oder wenigstens ein Stillstand nicht zu erreichen war. Die besten Aussichten bieten vorwiegend produktive Formen, bei denen cirrhotische Umwandlung die günstige Heilungsneigung erkennen läßt. Kavernen schließen keineswegs von der Behandlung aus. Es ist nur gewisse Vorsicht geboten, wenn sie sehr oberflächlich gelegen sind. Bestehen Verwachsungen in ihrer Umgebung, so können bei raschem Größerwerden der Gasblase unliebsame Zerrungen auftreten, die nicht nur zu Reizhusten und Blutungen, sondern sogar zu einem Durchbruch der Hohlräume in den Pneumothorax Veranlassung geben.

Man wird sich auch bei wenig ausgebreiteten, länger bestehenden Erkrankungen zur Pneumothoraxbehandlung entschließen, wenn trotz langer Kuren keine Heilungsneigung sich zeigt und namentlich kleinere, aber starre Kavernen häufige Blutungen oder Fiebersteigerungen verursachen (Baer). Bei Rippenfellverwachsungen würde man nur ungern eine dauernde Ausschaltung der ganzen Lunge durch eine Thorakoplastik vorschlagen. Um die nicht erkrankten Lungenteile zu erhalten, wäre daher die umschriebene Einengung des Kavernengebietes durch eine Plombe vorzuziehen.

Die Ansichten sind noch geteilt, ob man auch bei schwereren exsudativen Phthisen die Pneumothoraxbehandlung verantworten darf. Bei lobär-käsigen Pneumonien scheidet sie von vornherein aus, da bei der ausgedehnten Infiltration ein Zusammenfallen der Lunge auch mit gesteigerten Druckwerten nicht herbeigeführt werden kann. Wir sind aber der Ansicht, daß bei acinös-exsudativen und bei kleineren und nicht allzu zahlreichen lobulär-käsigen Herden ein Pneumothoraxversuch sehr wohl gerechtfertigt ist. Gerade bei diesen Formen erlebt man die überraschenden Anfangserfolge der Behandlung, indem lange Zeit hektisch fiebernde Kranke in wenigen Tagen entfiebert und die tuberkulotoxischen Allgemeinerscheinungen, wie Neigung zu Schweißausbrüchen, Schlafstörungen, Krankheitsgefühl und Eßunlust, fast schlagartig verschwinden. Durch die Verkleinerung der Lunge werden der Lymphabfluß und dadurch die Aufsaugung der Giftstoffe gehemmt.

Wir sind uns wohl bewußt, daß die günstige Wirkung bei den exsudativen Formen nicht immer von Dauer ist. Die Erkrankung kommt trotz der Einengung nicht zur Ruhe; die erwünschte Umwandlung in produktive und cirrhotische Herdbildungen bleibt aus, die Käsemassen schmelzen ein und geben zu ausgedehnten Höhlenbildungen Veranlassung. Sind sie oberflächlich gelegen, so reagiert das Lungenfell auf den Entzündungsreiz mit Exsudatbildung. Die Ergüsse nehmen einen stürmischen Verlauf, wenn es zum unmittelbaren Durchbruch käsiger Einschmelzungen in die Brusthöhle gekommen ist. Diese Überlegungen erklären die Tatsache, daß gerade bei den exsudativen Tuberkulosen verhältnismäßig häufig bösartige Pneumothoraxempyeme auftreten, die die Kranken in Lebensgefahr bringen. Wir sind mit Baer der Ansicht, daß man bei fortschreitenden exsudativen Vorgängen, wenn sie in ausgedehnterem Maße das Lungenfell erreicht haben, wohl besser auf den Pneumothorax verzichtet und der Zwerchfellähmung mit bei Bedarf anschließender vorsichtiger Entknochung den Vorzug gibt.

Andererseits läßt sich nicht bestreiten, daß immerhin eine gewisse Zahl fortschreitender, fieberhafter, zum Teil lobulär-käsiger Phthisen durch die Pneumothoraxbehandlung geheilt werden kann. Wenn es sich auch bei großen Zusammenstellungen nur um verhältnismäßig kleine Zahlen handelt, so dürfen die Erfolge doch keineswegs unterschätzt werden. Man soll nie vergessen, daß es Kranke betrifft, die ohne Behandlung mit großer Wahrscheinlichkeit in mehr oder weniger kurzer Zeit ihrem schweren Leiden erliegen.

Die Thorakoplastik erreicht bei diesen prognostisch ungünstigen Tuberkulosen keine besseren Ergebnisse als die Pneumothoraxbehandlung, obwohl die Exsudatgefahr ausscheidet. Die hohe Sterblichkeit der exsudativen Phthisen geht aus der Abb. 1 deutlich hervor. Der operative Eingriff als solcher bildet für die toxisch geschädigten Kranken eine schwere Belastung, der namentlich die Kreislauforgane nicht immer gewachsen sind. Ist daher wegen Verwachsungen die Anlegung eines Pneumothorax nicht möglich, so empfiehlt es sich, zunächst eine künstliche Zwerchfellähmung auszuführen. Vermag die dadurch bewirkte Ruhigstellung eine gewisse Beruhigung der Krankheitsvorgänge und Entgiftung herbeizuführen, so kann man nach Wochen oder Monaten vorsichtig an die Thorakoplastik herangehen.

Ein Pneumothoraxversuch ist bei jeder schweren, mit anderen Mitteln unstillbaren Lungenblutung gerechtfertigt, sofern man aus der klinischen Beobachtung und Untersuchung über die Seite der Blutung unterrichtet ist. Gerade die Tatsache, daß man auf keinem anderen Wege eine so vollkommene Einengung der Lunge herbeiführen kann, läßt die Gaseinfüllung als ganz besonders geeignet erscheinen, um ein blutendes Gefäß durch Retraktion des Gewebes zu verschließen. Unter Berücksichtigung dieses Zieles wird man unter Umständen die Gasblase nicht durch wiederholte kleinere Einfüllungen allmählich vergrößern, sondern gleich bei der Erstanlage so viel Gas einfüllen, daß die Blutstillung erreicht wird. Angesichts der vitalen Indikation wird man dem Verhalten der anderen Lunge keine zu große Beachtung schenken, zumal man den Pneumothorax nach einigen Tagen wieder verkleinern und rasch eingehen lassen kann, sobald er seinen Zweck erfüllt hat.

Die Blutstillung kann nur erfolgreich sein, wenn das blutende Gefäß durch die einengende Wirkung der Gasblase überhaupt erfaßt wird. Finden sich in der Nähe des Blutungsherdes Brustfellverwachsungen, so ist der Erfolg oft ungenügend. Die durch die unvollständige Verkleinerung der Lunge hervorgerufenen Zerrungen können sogar die Blutung verstärken. Man muß diese Möglichkeiten bei der Anzeigenstellung berücksichtigen.

Bei tuberkulöser eitriger Rippenfellentzündung ersetzt man die mittels Punktion entleerte Flüssigkeit durch Luft oder Stickstoff, um eine rasche Entfaltung der Lunge zu verhindern in der Annahme, daß die Pleuratuberkulose eine Folgeerscheinung einer primären Lungentuberkulose ist.

Auch bei dem im Verlaufe einer Phthise nicht so selten auftretenden Spontanpneumothorax mit Spannungserscheinungen sind regelmäßige Gaseinfüllungen angezeigt. Man wußte schon vor der Einführung des künstlichen Pneumothorax, daß ein Spontanpneumothorax den Verlauf einer Lungentuberkulose günstig beeinflussen kann. Da das Bestehen einer inneren Fistel wegen der Infektionsmöglichkeit für den Kranken eine ernste Gefahr bedeutet, muß alles getan werden, um sie bald wieder zum Verschluß zu bringen. Man erreicht dies am besten, wenn man durch Nachfüllungen für einen dauernd leicht positiven Druck sorgt, der auch bei tiefer Einatmung die Fistelöffnung zusammendrückt und ein Entweichen von Luft oder Sekret aus der Lunge nach dem Brustfellraum verhindert. Bildet sich ein Erguß, so wird man allerdings möglichst bald eine extrapleurale Einengung der Höhle vornehmen und die Behandlung in gleicher Weise zu Ende führen wie beim später besprochenen mischinfizierten Pneumothoraxerguß.

Im allgemeinen wird die Thorakoplastik bei schweren einseitigen Tuberkulosen vor allem dann in Frage kommen, wenn an und für sich der künstliche Pneumothorax angezeigt wäre, seine Anlegung wegen Verwachsungen aber unmöglich ist. Aus den oben erörterten Gründen wird man nur bei rasch fortschreitenden exsudativen Formen sehr zurückhaltend sein. Wegen der pathologisch-anatomischen Vorliebe zu Bindegewebs- und Narbenbildung werden daher in erster Linie ausgedehnte produktive und cirrhotische Phthisen mit Kavernenbildung der eingreifenderen operativen Behandlung zugeführt werden. Bei ihnen stellt die Thorakoplastik das Verfahren der Wahl dar und gibt zugleich, wie die Abb. 1 zeigt, die günstigsten Erfolge. Am aussichtsreichsten sind jahrelang bestehende Erkrankungen, bei denen die aktiven Vorgänge mehr oder weniger zur Ruhe gekommen sind, eine Ausheilung der Höhlenbildungen und damit ein Verschwinden des bacillenhaltigen Auswurfes aber aus vorwiegend mechanischen Gründen nicht möglich ist. Wird das starre Gefüge des nicht mehr nachgiebigen Brustkorbes durch eine zweckmäßige Entknochung unterbrochen und der vernarbenden Lunge die Möglichkeit gegeben, sich entsprechend der ihr eigentümlichen Schrumpfungsneigung bis zur vollkommenen Entspannung zu verkleinern, so nimmt die bindegewebige Umwandlung ihren Fortgang und führt unter Verödung der Hohlräume zur Heilung.

Bei sehr stark schrumpfenden Tuberkulosen kann die Thorakoplastik unter Umständen auch angezeigt sein, wenn die Lungenerscheinungen an und für sich einen operativen Eingriff nicht erfordern würden. Es handelt sich um die bereits oben erwähnten Erkrankungen, bei denen das Mittelfell so stark nach der kranken Seite verlagert ist, daß ausgesprochene Herzbeschwerden mit Angstgefühl, Herzklopfen und Kurzatmigkeit daraus entstehen. Die Entknochung der Brustwand hat dann in erster Linie im Sinne einer Kardiolyse (Brauer) zu wirken.

Man wird aber auch bei schweren einseitigen exsudativen Tuberkulosen nach dem Versagen der Pneumothoraxbehandlung und nach vorausgeschickter künstlicher Zwerchfellähmung trotz der weniger erfreulichen Ergebnisse immer wieder den Versuch mit thorakoplastischer Einengung verantworten können. Die Erfahrung hat gezeigt, daß man immerhin eine kleine Zahl dieser von vornherein prognostisch ungünstigen Formen durch die Operation retten kann. Die zahlenmäßig kleinen Erfolge dürfen nicht unterschätzt werden angesichts der Tatsache, daß es sich ausnahmslos um Kranke handelt, die ohne Behandlung mit größter Wahrscheinlichkeit in mehr oder weniger kurzer Zeit ihrem schweren Leiden erliegen. Vorbedingung für das Gelingen ist allerdings eine gewisse chirurgische Erfahrung. Gerade hier kommt es ganz besonders darauf an, daß Größe und Zahl der einzelnen Operationen der Leistungsfähigkeit der Kranken nach Möglichkeit angepaßt werden. Sie darf einerseits nicht überbelastet werden, andererseits soll man den Kranken aber auch nicht durch eine Verzettelung der Eingriffe unnötig quälen.

Die extrapleurale Thorakoplastik ist bei Pneumothoraxträgern angezeigt, wenn wegen Verwachsungen eine genügende Entspannung der Lunge nicht herbeigeführt werden kann. Es ist dringend davor zu warnen, durch willkürliche Drucksteigerung eine Sprengung von Adhäsionen zu erzwingen. Es kann für den kritischen Beobachter und gewissenhaften Arzt kein Zweifel mehr darüber bestehen, daß durch die Zerrung des Gewebes in der Nähe von Verwachsungen Reizungen der Krankheitsherde bis zu Blutungen ausgelöst, ja sogar Kavernen zum Einreißen gebracht werden können. Ein Teil der bösartigen Pneumothoraxergüsse verdankt seine Entstehung unvernünftigen Nachfüllungen.

Sofern das Lungengewebe durch vereinzelte strangförmige Verwachsungen am Zusammenfallen gehindert wird, kann ihre Durchtrennung mit dem Glühbrenner nach Jacobaeus einen vollkommenen Kollaps herbeiführen. Die Erfahrungen, die in letzter Zeit von Gravesen, Korbsch, Schröder, Ulrici, Unverricht und Weber mitgeteilt worden sind, zeigen die Leistungsfähigkeit des Verfahrens. Ganz abgesehen davon, daß nach den bisherigen Veröffentlichungen die Gefahren der Empyembildung und der Blutungen nicht unterschätzt werden dürfen, muß darauf hingewiesen werden, daß auch bei großen Beobachtungsreihen die Zahl der geeigneten Fälle klein bleibt.

Bei flächenhaften Verwachsungen — und sie sind wohl die Regel — kommt man mit dem Durchbrennen nicht zum Ziele, ganz abgesehen von der Überlegung, ob eine Störung natürlicher Vernarbungsvorgänge überhaupt wünschenswert ist.

Wenn die Verwachsungen verhältnismäßig umschrieben sind, erreicht man eine genügende Entspannung durch eine beschränkte Einengung der Brusthöhle. Ist der Unterlappen mit dem Zwerchfell verwachsen, so genügt oft die künstliche Zwerchfellähmung zur Beseitigung jeder unvorteilhaften Zerrung. Meist wird aber die adhärente Spitze durch die Gasblase nicht genügend erfaßt werden. Unter diesen Umständen erzielt die schon 1913 von Sauerbruch und v. Muralt angegebene obere Teilplastik die gewünschte Einengung und erlaubt zugleich die Weiterführung des unteren Pneumothorax, um den Unterlappen für die Zeit der späteren Heilung noch funktionsfähig zu erhalten. Die Erfahrung hat allerdings gelehrt, daß die Wegnahme der Rippen allein im Bereich der Verwachsungen zur genügenden Entspannung nicht ausreicht, weil die nächsten noch stehenden Rippen durch Vermittlung der Zwischenrippenmuskulatur das Einsinken der oberen hemmen. Man muß daher die Resektion auf eine bis zwei weitere Rippen ausdehnen. Die beste Verkleinerung der Lungenspitze wird erreicht, wenn man grundsätzlich die sieben oberen Rippen unterbricht, weil dann das Schulterblatt auch in die Tiefe einsinkt und das Nachgeben der äußeren Brustwand unterstützt.

Wir legen heute trotz der günstigen Erfahrungen von v. Muralt und L. Spengler auf die Unterhaltung des unteren Pneumothorax bei operativ eingeengtem Oberlappen kein so großes Gewicht mehr wie früher, weil es sich gezeigt hat, daß die spätere Wiederausdehnung des Unterlappens meist nicht erwünscht ist. Man ist fast immer gezwungen, nachträglich die unteren Rippen auch zu resezieren, weil die Lunge nach Jahren noch unruhig wird, wenn sie mit dem Eingehen der Gasblase mehr oder weniger gewaltsam ausgedehnt wird. Es ist daher zweckmäßiger, der oberen Teilplastik nach einigen Wochen die Kürzung der unteren Rippen anzuschließen und auf die Weiterführung des Pneumothorax zu verzichten.

Die extrapleurale Thorakoplastik spielt bei der Behandlung der bösartigen Pneumothoraxergüsse und der mischinfizierten tuberkulösen Empyeme eine große Rolle. Wenn es auch durch antiseptische Spülungen mit Pyoktanin, Rivanol, Lugolscher oder Preglscher Jodlösung ab und zu gelingt, die Ergüsse keimfrei zu machen und die Kranken zu entfiebern, so wird man doch auf eine Entknochung der Brustwand nicht verzichten, weil man mit einer späteren Wiederausdehnung der durch die Entzündung starr gewordenen Lungenoberfläche nicht mehr rechnen kann. Eine baldige Einengung der Brusthöhle ist aber namentlich dann angezeigt, wenn Fieber und andere Zeichen der schädlichen Eiterresorption trotz häufig wiederholter Punktionen oder auch im Anschluß an eine Bülaudrainage nicht in befriedigender Weise zurückgehen und daher eine baldige breite Thorakotomie in Aussicht stellen. Die Eröffnung des Pneumothorax wird erfahrungsgemäß viel besser vertragen, wenn die Brusthöhle durch eine vorausgeschickte extrapleurale Resektion der oberen 7 oder 8 Rippen bereits wesentlich verkleinert und womöglich die Lungenspitze schon zum Anlegen an das Rippenfell gebracht worden ist.

Aus den verschiedenen Aufgaben, die man mit der thorakoplastischen Einengung der Brusthöhle erfüllen will, ergibt sich, daß bei der technischen Ausführung ein zu großes Schematisieren nicht angezeigt ist. Das operative Vorgehen richtet sich vor allem nach der Größe der gewünschten Brustkorbeinengung. Sie kann nicht immer die gleiche sein. Bei einer wenig fortschreitenden produktiv-cirrhotischen Tuberkulose mit kleinen Höhlenbildungen und bei elastischen Rippenknorpeln genügt die Entfernung verhältnismäßig kurzer Rippenstücke, um die Heilung in die Wege zu leiten, während bei großen Kavernen oder bei der extrapleuralen Einengung von starren Pneumothoraxempyemhöhlen auch die Sauerbruchsche Schule so ausgedehnt entknocht, wie es der subscapular-paravertebralen Resektion Brauers entspricht.

Wir sind der festen Überzeugung, daß man in dem Bestreben, dem Kranken durch ausgedehnte Entknochung möglichst viel zu nützen, auch zu weit gehen kann. Wir hatten mehrfach Gelegenheit Kranke zu untersuchen, die auswärts so breit reseziert worden waren, daß das Flattern der auffallend nachgiebigen Brustwand nennenswerte Atem- und Herzbeschwerden verursachte. Sie waren gezwungen, dauernd eine pelottenartige Bandage zu tragen. Hofbauer hat mit Recht darauf hingewiesen, daß jede unnötige Einschränkung der atmenden Lungenfläche peinlichst zu vermeiden ist. Die rasche Ausschaltung der ganzen Lunge auf der erkrankten Seite kann zu einer Mehrleistung der andern Seite Veranlassung geben. Um das Sauerstoffbedürfnis des Körpers zu decken, kommt es zu einer starken inspiratorischen Druckerniedrigung in der gesunden Brustkorbhälfte, die aus der eingeengten Lunge infektiöse Lymphe gleichsam ansaugt („lymphograde Infektion"). Auf diese Weise erklärt sich die nicht so selten im Auschluß an einen künstlichen Pneumothorax oder eine Thorakoplastik auftretende rasche Ausbreitung der Krankheit von der Lungenwurzel in die bis dahin gesunde Lunge (Hofbauer).

Die Frage, ob einzeitig oder mehrzeitig operiert werden soll, kann nicht grundsätzlich beantwortet werden; auch hier sind die besonderen Verhältnisse des Einzelfalles maßgebend. Im allgemeinen muß betont werden, daß das einzeitige Vorgehen das Verfahren der Wahl darstellt. Die Einengung ist besser und gleichmäßiger und der Kranke ist der seelischen Belastung durch die große Operation nur einmal ausgesetzt. Bei schlechter Herztätigkeit und bei nicht einwandfreier anderer Lunge ist aber dem mehrzeitigen Vorgehen der Vorzug zu geben. Man wird in der Regel dann mit zwei Sitzungen auskommen und noch häufigere Operationen nur für besondere Grenzfälle sich vorbehalten.

Man wird immer zuerst die unteren Rippen resezieren, um eine Aspiration von Kaverneninhalt aus den oberen Teilen in den noch atmenden Unterlappen zu verhindern. Eine Ausnahme von dieser allgemeinen Vorschrift ist nur dann gerechtfertigt, wenn der Unterlappen bereits durch einen Pneumothorax oder durch Exsudat weitgehend ruhiggestellt ist. Handelt es sich darum, eine große Pneumothoraxhöhle wegen eitriger Brustfellentzündung einzuengen, um eine Verklebung und Verwachsung der Brustfellblätter zu ermöglichen, so empfiehlt es sich, immer mit der oberen Entknochung zu beginnen, da ein baldiges Anlegen der Lungenspitze für den weiteren Heilverlauf sehr wichtig ist. Werden zunächst die unteren Rippen gekürzt, so genügt unter Umständen der Exsudatdruck, um das Einsinken der Brustwand zu hemmen.

Ein Nachteil des mehrzeitigen Vorgehens darf nicht verschwiegen werden. Man beobachtet ab und zu nach einer unteren Thorakoplastik Blutungen aus den oberen, durch die Einengung noch nicht erfaßten Teilen der kranken Lunge. Das unangenehme Ereignis tritt namentlich bei Kavernen ein, die an und für sich schon zu Blutungen neigen. Wir sind mit Baer und Ranke der Meinung, daß an der Grenze zwischen eingeengter und nicht eingeengter Lunge Zerrungen auftreten, die durch die Reizung des Gewebes nicht nur vermehrte katarrhalische Erscheinungen, sondern sogar Stauungen hervorrufen können. Es ist nicht ausgeschlossen, daß die bessere Durchblutung der bereits verkleinerten Lungenteile sich weiter oben ungünstig bemerkbar macht.

Die Gegenanzeigen sind für den künstlichen Pneumothorax und die Thorakoplastik im großen ganzen die gleichen. Bei der Berücksichtigung der anderen Lunge sollte eigentlich der Pneumothorax wegen der weitgehenderen Einschränkung der Atmungsoberfläche größere Vorsicht beanspruchen. Da aber die Belastung des Gesamtorganismus durch den operativen Eingriff an und für sich viel kleiner ist, als bei der Thorakoplastik, und zudem die Möglichkeit besteht, bei ungünstiger Wirkung die Lungeneinengung schrittweise wieder rückgängig zu machen, wird man mit dem Pneumothorax eher weniger zurückhaltend sein.

Wirklich einseitige Tuberkulosen kommen praktisch kaum vor. Umschriebene Herde namentlich im Bereich der Spitze, die auch bei längerer Beobachtung sich als ruhend oder zum mindesten als nicht fortschreitend erwiesen haben, werden eine operative Behandlung der anderen Seite nicht verbieten.

Brauer und Spengler mahnen bei weichen verwaschenen Zeichnungen in der Hilusgegend und bei kleinen, nicht scharf begrenzten Herden im Unterlappen zu besonderer Vorsicht. Wir haben mehrmals bei dauernd nachweisbaren geringen Herden neben der Herzspitze oder an der entsprechenden Stelle rechts mit Erfolg die Thorakoplastik ausgeführt, wenn eine längere Beobachtung nichts von einem Fortschreiten der Erkrankung hatte erkennen lassen. Man wird auch bei ausgedehnteren inaktiven produktiv-cirrhotischen Veränderungen der anderen Lunge aus einer gewissen vitalen Indikation heraus dem Kranken eine Operation vorschlagen, wenn die mehrkranke Lunge so große Höhlenbildungen aufweist, daß ohne Operation eine Heilung ausgeschlossen erscheint. Unter kritischer Würdigung der Aussichten sind die Gefahren der Operation geringer einzuschätzen als das ohne Eingreifen unaufhaltsame Siechtum.

Bei der Beurteilung der anderen Lunge müssen neben der Tuberkulose aber auch andere chronische Veränderungen beachtet werden, die den Gasaustausch hemmen. Besonders verhängnisvoll können ausgedehnte Brustfellverwachsungen werden, die eine genügende Lüftung der Lunge unmöglich machen. Man wird ein besonderes Augenmerk auf die äußerlich erkennbare inspiratorische Weitung der betreffenden Brustkorbhälfte und die namentlich bei der Durchleuchtung sichtbare Öffnung des Zwerchfellsinus richten. Auch die Altersstarre des Brustkorbes, Emphysem, chronische Bronchitiden und Bronchialasthma bilden eine Gegenanzeige. Beim künstlichen Pneumothorax kann durch die langsame Vergrößerung der Gasblase die Leistungsfähigkeit der anderen Lunge erprobt werden mit der Absicht, mit den Druckwerten sofort zurückzugehen, sobald auffallende Kurzatmigkeit eintritt. Bei der Thorakoplastik sind die Verhältnisse wesentlich schwieriger, da die Einengung nicht mehr rückgängig gemacht werden kann. In Zweifelsfällen wird man durch die Ausführung der Operation in mehreren Sitzungen sich die Möglichkeit schaffen, die Behandlung abzubrechen, sobald der geringste Nachteil sich bemerkbar macht.

Kompensierte Herzfehler, die seit längerer Zeit keine Störungen des Allgemeinbefindens verursacht haben, lassen die Anlegung eines Pneumothorax oder die Ausführung einer Thorakoplastik zu. Ist die Leistungsfähigkeit des Herzens aber herabgesetzt, so ist größte Vorsicht geboten, da die Einengung der Strombahn im Gebiete des kleinen Kreislaufes eine zu starke Belastung bedeuten kann. Zeichen von Degeneration des Herzmuskels verbieten einen operativen Eingriff.

Schwere tuberkulöse Erkrankungen des Darmes und der Nieren bilden eine Gegenanzeige. Ist aber nur eine Niere erkrankt und sind die Aussichten für ihre operative Entfernung günstig, so kann nach zwei einschlägigen Beobachtungen von L. Spengler zuerst ein Pneumothorax angelegt und nachher die Nephrektomie vorgenommen werden. Bei Tuberkulosen der Knochen und Gelenke entscheiden Form und Ausdehnung des Leidens. Ein leichterer Fungus, der das Allgemeinbefinden nicht beeinträchtigt, und der an und für sich keine ungünstigen Heilungsaussichten bietet, läßt sogar eine größere Thorakoplastik zu. Es wurde mehrfach beobachtet, daß die Gelenkerkrankung sich zurückbildet, wenn die schwerwiegendere Lungentuberkulose durch den operativen Eingriff zur Heilung gebracht worden ist. In gleicher Weise bessert sich die Kehlkopftuberkulose fast regelmäßig, sobald unter dem Einfluß der chirurgischen Maßnahmen bacillenhaltiger Auswurf und Husten zurückgehen. Die spezifische Laryngitis bildet nur dann eine Gegenanzeige, wenn die Zerstörung der Stimmbänder so weit fortgeschritten ist, daß ein wirksamer Verschluß der Stimmritze nicht mehr zustande kommen kann. Unter diesen Umständen wird das Aushusten dermaßen erschwert, daß nach der Operation Aspirationen auftreten können.

Große Schwierigkeiten kann die Beurteilung nichttuberkulöser Nierenerkrankungen bereiten. Im allgemeinen mahnt das Vorhandensein von Eiweiß zu großer Vorsicht. Es ist wohl zuzugeben, daß rein toxische Eiweißausscheidungen durch die Behandlung der Lungenerkrankung vorteilhaft beeinflußt werden. Lassen sich aber Zylinder nachweisen oder legt ein verhältnismäßig großer Eiweißgehalt bei fehlenden Formbestandteilen den Verdacht auf Amyloid nahe, so ist bei der Pneumothoraxbehandlung größte Vorsicht geboten, damit man sofort die Gasblase verkleinern kann, sobald die gefürchtete Zunahme der Krankheitserscheinungen sich bemerkbar macht. Brauer und Spengler warnen namentlich vor der Anwendung hoher positiver Druckwerte, die an und für sich schon durch Behinderung des Blutumlaufes Albuminurien auftreten lassen können. Größere operative Eingriffe sind aber grundsätzlich abzulehnen. Wir haben regelmäßig auch schon nach verhältnismäßig kleinen Teilplastiken eine Verschlechterung der Krankheitszeichen beobachtet.

Leichtere Zuckerkrankheit läßt wohl die Pneumothoraxbehandlung noch zu, bildet aber im allgemeinen eine Gegenanzeige gegen operative Eingriffe jeder Art. Eine Operation darf höchstens in Erwägung gezogen werden, wenn es durch diätetische Vorbehandlung gelungen ist, den Kranken für längere Zeit zuckerfrei zu machen. Es ist nicht ausgeschlossen, daß die Insulinanwendung eine Erweiterung unserer Anzeigestellung ermöglichen wird.

Eine bedingte Gegenanzeige kann das Alter des Kranken bilden. Während man schon bei Jugendlichen unter 15 Jahren mit dem Pneumothorax und der künstlichen Zwerchfellähmung bemerkenswerte Erfolge erreicht hat (Baer), ist die Thorakoplastik nicht zu empfehlen. Vorbedingung für ihr Gelingen ist ja das Vorhandensein einer gewissen Heilungsneigung, die sich durch Schrumpfung bemerkbar macht. Sie setzt voraus, daß der Körper im Abwehrkampf gegen die tückische Krankheit bereits Schutzkräfte mobilisiert hat. Wenn man bedenkt, daß die Tuberkulosen der Jugendlichen zum Teil nicht einmal dem dritten Stadium Rankes angehören, so wird man verstehen, daß die immunbiologischen Vorbedingungen für den Erfolg einer größeren Entknochung nur ausnahmsweise vorhanden sein können.

Die Frage ist nicht entschieden, ob ausgedehntere Rippenresektionen im Wachstumsalter nicht grundsätzlich abzulehnen sind. Es liegen noch nicht genügend Erfahrungen vor, um zu wissen, ob die Gefahr der Rückgratverkrümmung nicht viel größer ist, wenn die Thorakoplastik bei einem Jugendlichen ausgeführt wird. Die Untersuchungen Unverrichts sprechen allerdings dafür, daß durch eine Plastik bei Kindern ein harmonisches Wachstum des Brustkorbes nicht verhindert wird. Die postempyematöse Skoliose zeigt jedoch, daß die Rippen einen ausschlaggebenden Einfluß auf die Stellung der Wirbelsäule ausüben. Wird das starre Gefüge des Brustkorbes auf der einen Seite vor Abschluß des Wachstums unterbrochen, so wird sich in der Folge der vorherrschende Einfluß der anderen Seite in erhöhtem Maße bemerkbar machen.

Mit höherem Alter werden aus allgemeinen Gründen die Aussichten für die Heilung bei operativen Eingriffen schlechter. Nach den Erfahrungen der Münchner Klinik sind die Verhältnisse am günstigsten zwischen 20 und 35 Jahren. Es hat aber keinen Sinn, eine Altersgrenze für die Operation aufzustellen. Man muß neben der Beurteilung des Lungenbefundes stets auch das Allgemeinbefinden weitgehend in Rechnung ziehen. Es ist gewissen konstitutionellen Schwächen sicher eine höhere Bedeutung beizumessen als dem Alter an und für sich: wir denken an pastösen Habitus und Neigung zu Fettsucht. Der älteste Kranke, der mit Erfolg operiert worden ist, war 48 Jahre alt. Im allgemeinen ist aber sicherlich große Zurückhaltung mit operativen Eingriffen nach dem 40. Lebensjahre wohl gerechtfertigt.

Da die durch die künstliche Zwerchfellähmung erreichte Verkleinerung der Lunge weit hinter der durch eine Thorakoplastik oder gar durch einen vollständigen Pneumothorax erzielten Einengung zurücksteht, kann das Verfahren schon aus rein mechanischen Gründen nie einen vollwertigen Ersatz für diese beiden Methoden bilden. Bei klarer Überlegung hat es daher keinen Sinn, der Phrenikotomie bzw. Phrenicusexairese um jeden Preis eine selbständige Bedeutung bei der operativen Behandlung der Lungentuberkulose zuschreiben zu wollen. Wir sind uns wohlbewußt, daß man ab und zu bei besonders günstig gelagerten Fällen schon im Anschluß an den kleinen Eingriff weitgehende Besserungen, ja sogar Heilungen beobachtet. Die auf S. 9 mitgeteilte Beobachtung kann als Beispiel dienen. Die reichen Erfahrungen der Münchner Klinik an weit über 200 Kranken zeigen jedoch immer wieder, daß die Operation im großen ganzen nicht mehr halten kann, als die räumlich beschränkte Einengung und Ruhigstellung der Lunge versprechen.

Die künstliche Zwerchfellähmung ist in erster Linie zur Einleitung oder Ergänzung anderer Maßnahmen angezeigt. Bei schweren vorwiegend einseitigen Erkrankungen, die an und für sich für die Thorakoplastik bestimmt sind, wird sie nach dem Vorschlage von Sauerbruch immer dann zuerst ausgeführt, wenn die klinische Beobachtung keine sicheren Anhaltspunkte für die „Tragfähigkeit" der anderen Lunge ergeben konnte. Sie dient gewissermaßen zur Funktionsprüfung. Treten nach der Ruhigstellung der mehrkranken Seite in der anderen Lunge erneute Krankheitszeichen auf oder verschlechtert sich sogar das Allgemeinbefinden, so ersieht man daraus, daß die Lunge eine weitere Einengung nicht verträgt. Bessern sich aber schon nach der kleinen Operation das objektive und subjektive Befinden, so kann man ohne Bedenken an die Thorakoplastik herangehen.

Brauer und Spengler halten die Lähmung des Zwerchfelles vor einer ausgedehnten Thorakoplastik für gefährlich, weil es paradoxe Bewegungen ausführen könne, falls nicht harte Schwarten es völlig fixieren. Sie ziehen die nachträglich vorgenommene Phrenikotomie vor. Einige Beobachtungen der letzten Zeit veranlassen uns, diese Frage einer näheren Prüfung zu unterziehen.

Die Phrenicusexairese wird grundsätzlich zur Ergänzung der Rippenresektion herangezogen, wenn die besonderen Verhältnisse der Erkrankung von vornherein eine größtmögliche Verkleinerung der Lunge verlangen. Sie wird daher nicht nur bei Cirrhosen mit sehr starker Schrumpfung, sondern namentlich auch bei Pneumothoraxempyemen fast regelmäßig erwogen werden müssen. Wenn der Erfolg einer Thorakoplastik nicht voll befriedigen kann, weil noch nach Jahren Krankheitserscheinungen in den unteren Teilen der Lunge mit bacillenhaltigem Auswurf nachgewiesen werden, so hat mehrfach die erst so spät angeschlossene Zwerchfellähmung noch eine vollkommene Heilung in die Wege geleitet.

Bei mittelschweren und schweren fortschreitenden, fieberhaften, vorwiegend exsudativen Phthisen ist, wie oben schon ausgeführt, die Exairese immer dann angezeigt, wenn die Anlegung eines künstlichen Pneumothorax wegen Verwachsungen nicht geglückt ist. Vermag sie die Krankheitsvorgänge günstig zu beeinflussen, so wird man je nach der Lage nach Monaten an eine vorsichtig abgewogene, mehrzeitige Thorakoplastik herangehen dürfen. In Ausnahmefällen wird man schon durch die Unterbrechung des Phrenicus allein eine so weitgehende Umstellung der ganzen Krankheitsäußerungen herbeiführen, daß man auf weitere operative Maßnahmen verzichten kann. Hierher gehörende günstige Erfahrungen sind auch von Frisch, Goetze und Fischer mitgeteilt worden. Wir können Zadek, der bei mehr exsudativen Prozessen vor der Phrenicusexairese warnt, nicht beipflichten. Die genannten sehr ermunternden Erfolge und eigene Beobachtungen beweisen, daß die Zwerchfellähmung auch bei lobulär-käsigen Herden zum mindesten eine bedeutungsvolle Umstellung der Krankheitsvorgänge einleiten kann, sofern die mechanischen Vorbedingungen für eine Lungenverkleinerung noch vorhanden sind.

Eine selbständige Bedeutung im wahren Sinne des Wortes hat die Zwerchfellähmung eigentlich nur bei umschriebenen tuberkulösen Erkrankungen eines Unterlappens. Bei Verziehung des Herzens durch basale Verwachsungen können durch die gewollte Erschlaffung der einen Zwerchfellhälfte unter Umständen Herzklopfen und Beklemmungsgefühl mit einem Schlage beseitigt werden.

Wir haben mehrfach in Übereinstimmung mit Pribram wiederkehrende Lungenblutungen durch die Zwerchfellähmung zum Stillstand gebracht, nachdem die Anlegung eines Pneumothorax aus technischen Gründen unmöglich war. Eine Beeinflussung von schweren, lebensbedrohlichen Blutungen darf man von der beschränkten Entspannung nicht erwarten.

Die räumlich umschriebene Wirkung des Eingriffes bringt es mit sich, daß der Zustand der anderen Lunge nicht in gleichem Maße berücksichtigt werden muß, wie beim Pneumothorax oder der Thorakoplastik. Die Unterbrechung des einen Phrenicus kann daher auch bei ausgedehnteren doppelseitigen Erkrankungen zu Ruhigstellung der mehrbeteiligten Lunge vorgenommen werden und ist imstande, wesentliche Besserungen mit Rückgang von Fieber und Auswurf herbeizuführen. Der Erfolg ist naturgemäß leider meist nur vorübergehend. Wir möchten aber aus allgemein menschlichen Gründen auf ein Mittel nicht mehr verzichten, mit dem wir den Schwerkranken noch eine vorübergehende Linderung verschaffen können.

So sinngemäß die grundsätzliche Vereinigung von Zwerchfelllähmung und Thorakoplastik ist, weil ihre Wirkungen sich in vorteilhafter Weise ergänzen, so wenig begründet ist aus mechanischen Überlegungen die wahllose Phrenicusexairese beim künstlichen Pneumothorax. Es scheint wohl, daß der Wegfall der Zwerchfellbewegungen eine langsamere Aufsaugung der eingeführten Gase zur Folge hat, so daß man weniger oft nachfüllen muß; auch dürften Pneumothoraxergüsse seltener auftreten. Man soll aber nicht vergessen, daß das durch die Lähmung erschlaffte Zwerchfell nicht aktiv in die Höhe steigt, sondern passiv emporgedrängt wird. Unerläßliche Vorbedingung ist ein Druckgefälle zwischen dem intraabdominellen und dem intrapleuralen Druck. Es ist in der Regel vorhanden, da in der Bauchhöhle durch Vermittlung der nachgiebigen Bauchwand Atmosphärendruck, in der Brusthöhle aber infolge der in entgegengesetzter Richtung wirkenden elastischen Kräfte der Lunge und der Brustwand ein sog. negativer Druck herrscht. Das Druckgefälle besteht aber nicht mehr, sobald im Pneumothorax ein Druck um Null erzeugt wird. Ist man gezwungen, den Druck auf positive Werte zu erhöhen, so kann das Zwerchfell nicht mehr hochtreten, sondern wird im Gegenteil durch den höheren intrapleuralen Druck nach unten gedrängt. Es ergibt sich aus diesen Überlegungen, daß die Zwerchfellähmung beim Pneumothorax erst dann erwogen werden kann, wenn der Druck in der Gasblase kleiner ist als der äußere Luftdruck. Es ist nicht verständlich, wie Zadek von der Phrenicusausschaltung eine Vermeidung „der beim reinen Pneumothorax oft genug beobachteten starken Senkung des Zwerchfelles“ erwartet. Die mechanischen Vorbedingungen für eine solche Wirkung sind nicht vorhanden. Ebensowenig kann man beim Pneumothorax eine Verkleinerung der Brustfellhöhle von unten her erreichen, solange ein größeres Exsudat auf dem Zwerchfell lastet. Es wird erst hochtreten, wenn der hydrostatische Druck der Flüssigkeit von dem in der darüber liegenden Gasblase herrschenden negativen Druck überwunden ist. Man muß daher je nach den vorliegenden Verhältnissen durch Punktion die Höhe der Flüssigkeitssäule herabsetzen.

Die künstliche Zwerchfellähmung ist beim Pneumothorax vor allem dann angezeigt, wenn der Unterlappen infolge breiter Verwachsungen mit dem Zwerchfell am Zusammenfallen gehindert ist. Die Beobachtung von Frisch lehrt eindrucksvoll, daß dadurch wiederholt auftretende Lungenblutungen mit einem Schlage zum Stehen gebracht werden konnten, nachdem der respiratorische Zug an der Lunge aufgehoben war. Er weist mit Recht darauf hin, daß in solchen Fällen weniger die Einengung, als vielmehr die Ruhigstellung und Entspannung der Lunge für den Erfolg ausschlaggebend sind. Wir verfügen über eine ganze Reihe eigener Erfahrungen, die diese Ansicht bestätigen.

Goetze will grundsätzlich jeden Pneumothorax mit der frühzeitigen Phrenikotomie vereinigen, um durch die dadurch erreichte Verkleinerung der Brusthöhle eine oft schädliche, allzu starke Wiederausdehnung der Lunge beim

Eingehenlassen der Gasblase zu verhindern. Es ist ohne weiteres zuzugeben, daß man bei unnachgiebig gewordener Lunge auf diese Weise die Verödung des Brustfellraumes beschleunigen kann. Wir machen daher von der Operation gerne Gebrauch, wenn man beim Abbrechen der Pneumothoraxbehandlung den Eindruck bekommt, daß die volle Wiederausdehnung der Lunge unmöglich ist oder den Kranken in Gefahr bringt. Zadek geht noch weiter, indem er zunächst die Phrenicusausschaltung vornimmt und dann erst den Pneumothorax anlegt.

Wir können uns aus den oben erwähnten mechanischen Überlegungen nicht dazu entschließen, von vornherein bei jedem Pneumothorax das Zwerchfell zu lähmen. Einerseits weiß man aus zahlreichen Erfahrungen, daß das Aufgeben eines Pneumothorax bei sachgemäßem Vorgehen in der Regel noch nach Jahren möglich und durchaus nicht immer von schädlichen Folgen begleitet ist. Andererseits darf man nicht übersehen, daß die unnötige Ausschaltung der Zwerchfellatmung unter Umständen später für den Kranken schwerwiegende Folgen nach sich ziehen kann. Die immer zahlreicher werdenden Mitteilungen von doppelseitigem Pneumothorax zeigen doch deutlich, daß man nach dem Eingehen der Gasblase auf der einen Seite später wegen einer erneuten Erkrankung die andere Lunge durch einen Pneumothorax oder durch ein anderes Verfahren ausschalten muß. Es ist unter diesen Verhältnissen naturgemäß nicht gleichgültig, ob die Lüftungsmöglichkeit der nun vorwiegend beanspruchten geheilten Lunge für alle Zeiten durch die Zwerchfellähmung beeinträchtigt ist.

Wir kommen damit zu der wichtigen Frage der wahllosen Phrenicusunterbrechung. Man kann sich nach den vorliegenden Veröffentlichungen und namentlich nach mündlichen Mitteilungen von verschiedenster Seite des Eindruckes nicht erwehren, daß die Phrenikotomie zur Modeoperation geworden ist.

Es widerstrebt dem ärztlichen Empfinden, eine Operation, und sei sie scheinbar noch so klein und harmlos, gleichsam vorbeugend auszuführen, bevor man sicher weiß, ob sie später wirklich notwendig sein wird. Abgesehen davon, daß bei jedem Eingriff unvorhergesehene Zwischenfälle auftreten können, darf man nach dem Obengesagten die Zwerchfellausschaltung in ihrer Bedeutung nicht unterschätzen. Wenn im allgemeinen auch die Phrenikotomie von den Kranken sehr gut vertragen wird, haben wir doch mehrmals nachher Lungenblutungen auftreten sehen, die nicht gleichgültig sind. Die von Alexander und der Münchner Klinik beobachtete Tachykardie nach Phrenicusexairese war den Kranken nicht nachteilig. Sie mahnt aber namentlich bei Herzkrankheiten zur Vorsicht. Man wird daher entsprechend allgemeiner chirurgischer Auffassung die Anzeige für die Operation nur dann als gegeben erachten, wenn man sich auf jeden Fall eine günstige Beeinflussung der Erkrankung versprechen kann.

Als Eingriff von beschränkter mechanischer Wirkung ist noch die extrapleurale Pneumolyse mit anschließender Tamponade oder Plombierung zu nennen. Wegen der früher erwähnten kaum merklichen Beeinflussung der Atmung verdient die Plombe unbedingt den Vorzug. Die Tamponade kommt unseres Erachtens nur noch in Frage, wenn trotz ausgedehnter Entknochung der Brustwand starrwandige Kavernen zurückgeblieben sind, die einerseits wegen ungünstiger Lage hinter den Querfortsätzen der Wirbelsäule von der Einengung der Brustkorbhälfte nicht erfaßt werden können, und bei denen andererseits die Brustwand bereits so beweglich gemacht worden ist, daß sie den für jede Plombe notwendigen Halt ihr nicht mehr gewähren kann. Es genügt oft die während mehrerer Wochen durchgeführte Tamponade, um die Hohlräume so zu verkleinern, daß sie nachher von selbst weiterschrumpfen.

In der Mehrzahl der Fälle wird man aber auch bei großen Kavernen auf diese Hilfsmittel verzichten können. Wir sind in letzter Zeit öfter bei hartnäckigen Höhlenbildungen zum Ziele gekommen, indem nach einer schulgerecht

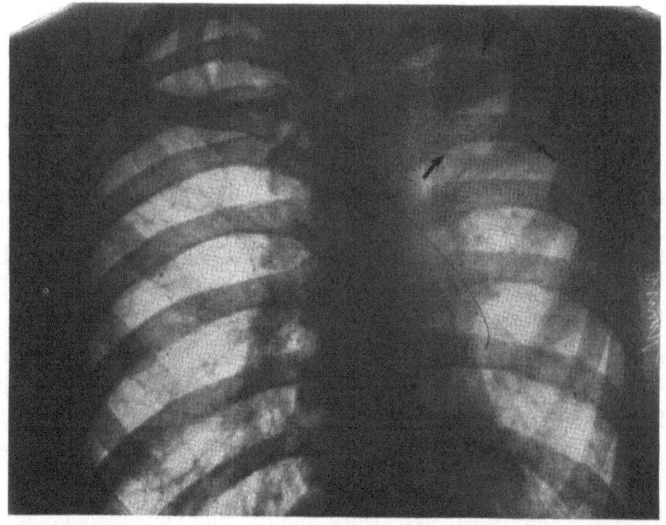

Abb. 5. Linksseitige produktiv-cirrhotische Tuberkulose mit apfelgroßer Kaverne (Pfeile) im Oberlappen.

ausgeführten extrapleuralen totalen Thorakoplastik unter breiter Resektion der 11.—1. Rippe in einer späteren Sitzung die oberen 6—8 Rippen auch noch von einem Schnitt von der Achselhöhle aus bis zu den Rippenknorpeln vollkommen entfernt wurden. Bei linksseitigen Erkrankungen wird man mit der Kürzung der Rippen vorn etwas zurückhaltender sein, um das Herz nicht jeden knöchernen Schutzes zu berauben. Das Endziel der Operation entspricht fast ganz der ursprünglich schon von Brauer - Friedrich geübten ausgedehnten Thorakoplastik. Der Eingriff ist aber durch die Ausführung in mehreren Sitzungen so schonend gestaltet, daß er auch bei Kranken mit nicht ganz einwandfreier Herztätigkeit vorgenommen werden kann. Die als schädliche Folge ausgedehnter Brustkorbentknochung gefürchtete paradoxe Atmung der Brustwand wurde nie beobachtet, da es sich ausnahmslos um Fälle handelte, bei denen die schwartige Verdickung der Brustfellblätter und die Narben früherer operativer Eingriffe den seitlichen Weichteilen einen genügenden Halt zu geben vermochten.

Die Abb. 5 zeigt eine linksseitige produktiv - cirrhotische Tuberkulose mit apfelgroßer Kaverne im Oberlappen. Durch fast vollkommene Entknochung der Brustwand im erwähnten Sinne wurde die Höhle so eingeengt, daß sie auf der späteren Aufnahme (Abb. 6) nicht mehr zu erkennen ist. Die Auswurfmenge ging von 120 auf 5 ccm zurück.

Seitdem wir bei allen hartnäckigen Kavernen in dieser Weise vorgehen, haben wir die Ausführung einer sog. Ergänzungsplombe nicht mehr nötig gehabt. Wegen der oben schon erwähnten Nachteile des Verfahrens wird man es für die Fälle vorbehalten, bei denen man auf andere Weise nicht zum Ziele kommen kann. Die Plombierung ist namentlich bei produktiv-cirrhotischen, im wesentlichen auf den Oberlappen beschränkten Tuberkulosen angezeigt, die wegen kleiner, aber starrwandiger Kavernen nicht ausheilen können. Man

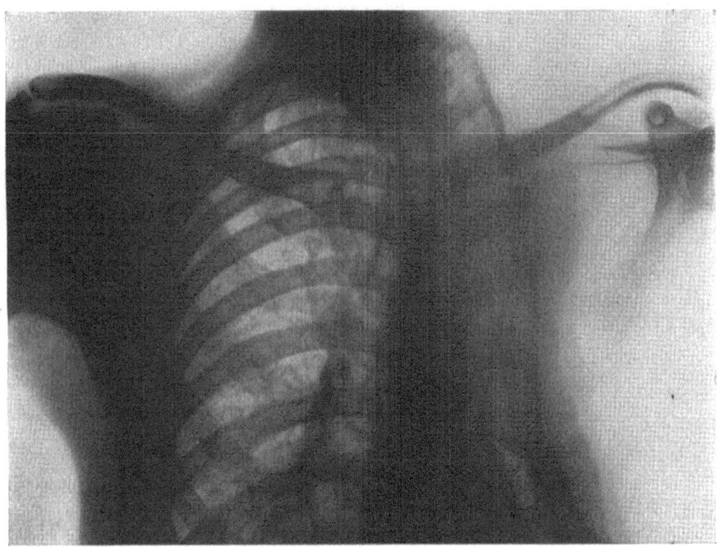

Abb. 6. Aufnahme des gleichen Kranken nach ausgedehnter Thorakoplastik. Kaverne ist nicht mehr zu erkennen.

wird das Verfahren der Thorakoplastik vorziehen, wenn einerseits die unteren Teile der Lunge von der Krankheit so wenig betroffen sind, daß man sich zu ihrer dauernden Ausschaltung nicht entschließen kann, oder wenn andererseits die zweite Lunge eine größere Einengung verbietet. Die Operation kann sogar doppelseitig ausgeführt werden, wenn die umschriebenen Oberlappentuberkulosen klinisch geheilt sind und nur noch in beiden Spitzen kleinere Höhlen bestehen, die keine Neigung zur Vernarbung zeigen.

Bei ausgedehnten, wenig fortschreitenden, doppelseitigen, vorwiegend produktiven Erkrankungen kommt die Plombierung zur Ausschaltung einer Spitzenkaverne in Betracht. Sie ist namentlich dann geboten, wenn die Kaverne im wesentlichen an der Entstehung des bacillenhaltigen Auswurfes schuld ist. Man erwartet, daß durch die Ausschaltung der Bacillenbrutstätte die Heilung erleichtert und die Infektionsgefahr für die Umgebung verkleinert wird.

Wegen der Gefahr des sekundären Einbruches wird man die Plombe aber bei großen dünnwandigen und nahe der Lungenoberfläche gelegenen Höhlenbildungen ablehnen. Sie darf selbstverständlich nur ausgeführt werden, wenn die beiden Brustfellblätter so fest miteinander verwachsen sind, daß sie dem Fremdkörper nach unten einen genügenden Halt zu geben vermögen.

Die Kaverneneröffnung wird nur noch ganz selten ausgeführt. Die Erfahrung hat, wie schon gesagt, gezeigt, daß man auch bei großen Kavernen mit ausgedehnten Rippenresektionen unter Umständen mit anschließender Tamponade zu einem befriedigenden Ziele kommt. Man wird die Eröffnung nur noch bei großen hartnäckigen Höhlen in Erwägung ziehen, wenn sie wegen Mischinfektion dauernd Fiebersteigerungen verursachen.

Ergebnisse der operativen Behandlung der Lungentuberkulose.

Aus der Besprechung der Anzeigenstellung geht hervor, daß die verschiedenen Verfahren der Tuberkulosebehandlung keineswegs gleichwertig sind. Wer es versteht, in jedem Einzelfall das Vorgehen genau der Art, Ausdehnung und Schwere der Erkrankung anzupassen, wird die besten Ergebnisse erreichen. Es hat daher eigentlich keinen Sinn, die Erfolge von Pneumothorax und Thorakoplastik einander gegenüberzustellen. Wir haben es am Anfang unseres Aufsatzes trotzdem getan, um zu zeigen, daß die operative Behandlung, an den Schlußergebnissen gemessen, die Kranken nicht in größere Gefahr bringt als der künstliche Pneumothorax. Man darf daraus aber keine Mißachtung der Pneumothoraxbehandlung ableiten. Da im allgemeinen die frischen und rascher fortschreitenden Phthisen diesem Verfahren unterzogen werden, während die Thorakoplastik vor allem bei den chronischen, stark schrumpfenden Erkrankungen in Frage kommt, bei denen die Angriffskraft der Tuberkulose bereits durch die Abwehrkräfte des Körpers eingedämmt worden ist, müssen die Späterfolge an und für sich hier besser sein. Wir gehen auf die Ergebnisse der Pneumothoraxbehandlung nicht näher ein, sondern verweisen auf die eingangs genannten Zahlen Saugmans, die auch heute noch Standardwert besitzen.

Man gewinnt das zuverlässigste Bild von der Leistungsfähigkeit eines Verfahrens, wenn man möglichst große Beobachtungsreihen zur Beurteilung heranzieht. John Alexander hat sich daher ein besonderes Verdienst dadurch erworben, daß er die Ergebnisse sämtlicher Thorakoplastiken, die in den Jahren 1918--1923 mitgeteilt worden sind, zusammengestellt hat. Seine Statistik umfaßt 1024 Beobachtungen; sie schließt unter anderen alle größere Zusammenstellungen von Archibald, Brauer, Brunner, Bull, Gravesen, Guilleminet, Jacobaeus und Key, Sauerbruch und Stöcklin ein.

Er unterscheidet 243 (23,8%) vollkommene Heilungen und rechnet dazu die Kranken, die seit mehr als $1\frac{1}{2}$ Jahren frei von allen tuberkulösen Krankheitserscheinungen sind und voll arbeiten können. Als klinisch geheilt bezeichnet er 85 (8,3%) Kranke, die ebenfalls seit $1\frac{1}{2}$ Jahren keine Zeichen aktiver Tuberkulose mehr aufweisen und bacillenfrei sind, die aber noch einige ccm schleimigen Auswurf haben und nur beschränkt arbeiten können. Wenn man die beiden Gruppen zusammenzieht, so kommt man zu 32,2% der Operierten, die seit $1\frac{1}{2}$ Jahren bacillenfrei und zum mindesten beschränkt arbeitsfähig geworden sind. Als wesentlich gebessert werden 95 (9,3%) und als gebessert 173 (16,8%) aufgeführt. Unverändert geblieben sind 13 (1,3%), verschlechtert wurden 36 (3,5%). In Behandlung stehen noch 27 (2,6%); bei 28 (2,7%) ist das Ergebnis unbekannt.

Im ganzen sind 324 (31,6%) der Kranken gestorben. Alexander unterscheidet 126 (12,3%) Todesfälle, die mit dem operativen Eingriff in unmittelbarem Zusammenhange stehen, von 198 (19,3%) Spättodesfällen. Die Mehrzahl der Kranken erlag einem späteren Fortschreiten der Erkrankung in der früher gesunden anderen Lunge.

Die Sauerbruchsche Klinik verfügt bis zum 30. 6. 1925 über eigene Erfahrungen mit der Thorakoplastik bei 646 Kranken. Da über die schon in Zürich Operierten spätere Berichte nur unvollständig zu erhalten waren, dürften die ermittelten Spätergebnisse nicht als ganz feststehend aufgefaßt werden. Die Zusammenstellung gibt aber ein zuverlässiges Bild über die wichtige Frage der mit den Eingriffen in ursächlichem Zusammenhang stehenden Sterblichkeit. 86 (13,3%) Todesfälle in den ersten 4 Wochen nach der Operation sind, von wenigen Ausnahmen abgesehen, mit der chirurgischen Behandlung in Beziehung zu bringen. 108 (16.7%) starben vom zweiten Monat an bis zu 11 Jahren nach der Operation; die Mehrzahl erlag einem Fortschreiten der Tuberkulose in der vorher mehr oder weniger gesunden anderen Lunge. 27 (4,2%) blieben durch die Behandlung unbeeinflußt oder verschlechterten sich in mäßigem Grade. Geheilt wurden 159 (24,6%). Es werden hierher nur diejenigen Kranken gezählt, die nach der Operation mindestens ein Jahr lang bei vollem Wohlbefinden ohne Husten ihrem früheren Berufe wieder nachgehen konnten und bei denen keine Bacillen mehr nachgewiesen wurden. 115 (17,8%) wurden wesentlich gebessert. Hierher werden die Kranken gerechnet, die durch den Eingriff ebenfalls bacillenfrei geworden sind und die zum größeren Teile auch ihre Tätigkeit wieder aufgenommen haben, bei denen aber die Probezeit noch nicht lang genug ist, um von Heilung reden zu können. Da die Beobachtungsdauer der im letzten Jahr Operierten noch zu kurz ist, wird später ein Teil dieser wesentlich Gebesserten ohne Zweifel als geheilt zu betrachten sein.

Wenn man diese beiden letzten Gruppen zusammenzählt, so kommt man zu 274 (42,4%) guten Erfolgen. Bei 113 (17,5%) vermochte die Operation zum mindesten eine Besserung der Beschwerden herbeizuführen. Da von 38 (5,9%) Kranken, die das Krankenhaus nach Abschluß der chirurgischen Behandlung verlassen hatten, keine Nachricht erhalten wurde, weil sie die Anfrage nicht beantwortet haben, oder weil ihr jetziger Wohnsitz unbekannt ist, wird die Zahl der Erfolge in Wirklichkeit wohl noch etwas höher sein.

Die schon vor vielen Jahren von Sauerbruch ausgesprochene Ansicht, daß durch die Thorakoplastik etwa ein Drittel Heilungen und ein Drittel Besserungen herbeigeführt werden, besteht im großen ganzen also auch nach diesen umfassenden Zusammenstellungen noch zu Recht. Diese an und für sich schon befriedigenden Erfolge werden erreicht, wenn nicht nur ganz besonders günstig liegende Fälle, sondern auch schwere Erkrankungen mit geringen Heilungsaussichten der operativen Behandlung unterzogen werden. Aus der Abb. 1 geht hervor, daß die Ergebnisse sehr viel besser sind, wenn nur produktiv-cirrhotische Tuberkulosen ausgewählt werden.

Sehr eindrucksvoll ist in dieser Beziehung auch die Zusammenstellung von Burkhardt über die lungenkranken Kriegsbeschädigten des Deutschen Kriegerkurhauses Davos, die auf seine Veranlassung zum größten Teil in der Münchner Klinik operiert worden sind. Es handelte sich mit einer Ausnahme um verhältnismäßig günstige Fälle mit klinisch und röntgenologisch nachweisbarer Schrumpfung und Vernarbungsneigung, aber ohne endgültige Beeinflussung des Hauptherdes. Es bestand reichlich eitriger oder schleimig-eitriger bacillenhaltiger Auswurf. Von 37 Kranken, die 1919—1921 operiert wurden und genügend weit zurückliegen, um für eine kritische Auswertung in Betracht zu kommen, sind im ganzen 7 mehr oder weniger lange Zeit nach der Operation gestorben. Ein Frühtodesfall ist nicht zu verzeichnen. 4 starben 10 Tage bis 2 Monate nach dem Eingriff, die übrigen 3 Kranken nach 3—15 Monaten.

18, d. h. 48% sind sehr gut beeinflußt, sind ohne Bacillen und Fieber, frei von toxischen Symptomen und arbeitsfähig. 6 Kranke (16%) sind gut beeinflußt; sie haben bei geringem Auswurf, normaler Temperatur und gutem Allgemeinzustand noch Bacillen.

Man erkennt aus diesen Zahlen, daß man bei strenger Auswahl die Heilungsziffer auf 50%, ja wohl noch mehr erhöhen kann. Wir sind aber mit Brauer

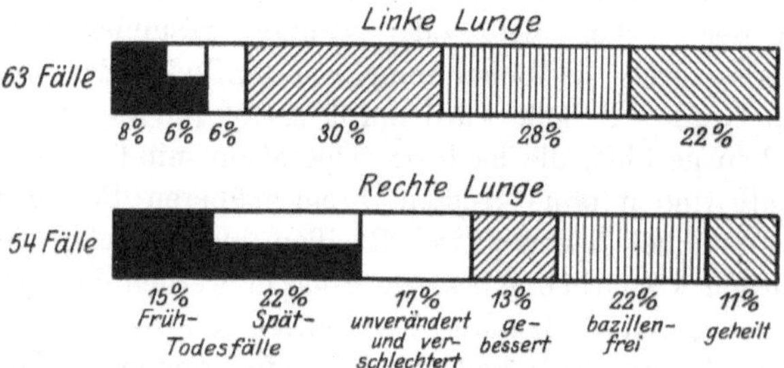

Abb. 7. Vergleich der Ergebnisse der Thorakoplastik je nach der Körperseite.

der Ansicht, daß man bei der Auslese der Kranken nicht mit Rücksicht auf eine bessere Operationsstatistik zu engherzig vorgehen darf. Da die Erfahrung gelehrt hat, daß durch die chirurgische Behandlung auch noch eine gewisse Zahl ungünstigerer, zum Teil exsudativer Erkrankungen mit nicht einwandfreier anderer Seite der Heilung zugeführt oder doch wenigstens erheblich gebessert werden, wird man auch bei solch schweren Tuberkulosen einen Versuch sehr wohl rechtfertigen können. Man darf nicht übersehen, daß die Lebensaussichten der Schwerlungenkranken an und für sich sehr schlecht sind. Eine Zusammenstellung der Glarner Heilstätte (Oeri) zeigt, daß von den im dritten Stadium entlassenen Lungenkranken nach einem Jahre noch 53%, nach 2 Jahren 40%, und nach 5 Jahren noch 22% lebten. Da auch in der ganz ungünstigen dritten Gruppe unserer Zusammenstellung noch 10% der Kranken durch die Behandlung bacillenfrei und 16% gebessert wurden, ist der Versuch der operativen Beeinflussung unter entsprechender Vorsicht angezeigt.

Von einem gewissen Interesse ist die Feststellung, daß die Ergebnisse der Thorakoplastik bei den beiden Körperseiten sich verschieden verhalten. Die Gegenüberstellung der Erfolge der linksseitigen und der rechtsseitigen operativen Einengung (Abb. 7) zeigt eine auffallende Bevorzugung der linken Seite.

Es kann sich um keinen Zufallsbefund handeln; denn die von Stöcklin mitgeteilten Ergebnisse von 100 Thorakoplastiken Schreibers stimmen mit den unsrigen weitgehend überein. Er rechnet bei 43 rechtsseitigen Tuberkulosen eine Sterblichkeit von 32 und eine Heilungsziffer von 32%, während bei den linksseitigen Erkrankungen die entsprechenden Zahlen 17 und 40% betrugen.

Die auffallende Tatsache wird durch das größere Volumen der rechten im Vergleich zur linken Lunge nicht restlos erklärt. Nach den Lehrbüchern der Anatomie beträgt das Größenverhältnis der beiden Lungen zueinander 11:10. Es ist wohl zuzugeben, daß nach dem Ausfall der linken die Atmungsoberfläche der rechten Lunge den Anforderungen besser genügen kann, auch wenn vielleicht die Spitze durch einen ausgeheilten Herd teilweise ausgeschaltet ist. Wir vermuten aber, daß die bessere Vorhersage der linksseitigen Erkrankungen darin begründet ist, daß das Herz die Einengung der Lunge unterstützt, indem es gerade für die Lungenteile an der Basis, die von der Thorakoplastik allein am wenigsten betroffen werden, ein festes Widerlager bildet. Das blutgefüllte Hohlorgan, das sich nur in bestimmten Grenzen zusammendrücken läßt, wirkt im linken Brustraum gleich einer von unten eingeführten Plombe.

Bei der Beurteilung der Ergebnisse der chirurgischen Behandlung der Lungentuberkulose darf der physikalischen Untersuchung keine zu große Bedeutung beigemessen werden. Es ist ein Unrecht, wenn alte Thorakoplastikträger, die seit Jahren arbeiten und sich vollkommen gesund fühlen, von ärztlicher Seite geängstigt werden mit der Angabe, es sei über der eingeengten Lunge immer noch ein krankhafter Befund zu erheben. Turban hat schon früh darauf hingewiesen, daß das Verschwinden der Geräusche nicht als ein Hauptmerkmal für die Ausheilung einer Lungentuberkulose anzusehen ist. Real beschäftigte sich eingehend mit den „physikalischen Untersuchungen bei der Kollapslunge nach Pneumothorax und Thorakoplastik“. Es war ihm aufgefallen, daß die verschiedensten Rasselgeräusche, ob feinstes Knistern, grobes, zähes Rasseln, hellklingende Rhonchi, Knarren und Knacken lange Zeit an der gleichen Stelle gehört werden können, ohne daß eine Übereinstimmung mit großen oder fast fehlenden Auswurfmengen besteht.

Alexander kommt auf Grund pathologisch-anatomischer Überlegung zu der Auffassung, daß es sich bei diesen fortdauernden Geräuschen in der Kollapslunge nicht um Rasselgeräusche im eigentlichen Sinne des Wortes handeln kann; denn ihre Entstehung ist nicht an die Anwesenheit von Sekret gebunden. Wenn man sich die tiefgreifenden anatomischen Veränderungen der Plastiklunge vor Augen hält, begreift man, daß sich die Atmung in diesem Gebiete ganz anders vollziehen wird als normal. „Die Luft kann nicht glatt und reibungslos einstreichen. Sie findet geknickte oder kollabierte feinste Bronchien, sie findet kollabierte oder im Gegenteil erweiterte Alveolen, sie findet pleuritische Auflagerungen und Verwachsungen, vielleicht als Stränge, die bei der Entfaltung der Lunge gestreckt und gezerrt werden. Die Luft, die nun bei tiefer Einatmung, womöglich nur nach Hustenstößen eintritt, wird die Bronchien, die Alveolen auseinanderreißen, wird geknickte Bronchioli geradestrecken, wird desquamierte Epithelien in den Alveolen bewegen. Wir werden feine, mittlere, grobe, knackende, knarrende, knisternde Geräusche hören, die uns zwar als

Rasselgeräusche imponieren, aber eigentlich nichts mit Rasselgeräuschen zu tun haben. Sie können klingenden Charakter haben, namentlich wenn sie verhältnismäßig nahe dem Ohr entstehen" (Alexander).

Man wird sich bei der Beurteilung einer Plastiklunge stets an diese ungemein wichtigen Tatsachen erinnern müssen. Die physikalische Untersuchung allein kann kein zuverlässiges Bild des Heilungsgrades geben. Viel wichtiger ist die Beurteilung des Allgemeinbefindens: subjektives Gefühl der Gesundung und Leistungsfähigkeit, Fehlen von Fieber und Nachtschweißen, Verschwinden des Hustenreizes und des Auswurfes, sowie Zunahme des Körpergewichtes sind zuverlässigere Wegweiser.

Man darf dabei nicht übersehen, daß die Untersuchung unter Umständen über eine neu eingetretene Verschlimmerung sehr wohl aufklären kann. Wiederauftreten von Tympanie über früher absolut gedämpften Teilen und gleichzeitig die auscultatorischen Befunde einer neuen Kavernenbildung mit bronchoamphorischem Atmen, reichlichem grobblasigen und klingenden Rasseln weisen auf einen erneuten fortschreitenden Zerfall in der eingeengten Lunge hin (Real).

Die chirurgische Behandlung der Pneumothoraxergüsse.

Eine ganz besondere Bedeutung hat die operative Behandlung der Pneumothoraxexsudate gewonnen. Es wurde oben schon darauf hingewiesen, daß bei der Pneumothoraxbehandlung in 50—80% der Fälle Ergüsse auftreten, die aber keineswegs alle die Vorhersage verschlechtern. Man muß unterscheiden zwischen den gutartigen Formen, die eine harmlose Komplikation darstellen, und den bösartigen Eiterbildungen, die die Pneumothoraxträger in Lebensgefahr bringen.

Zu den ersteren gehören einfache Transsudate, die als sog. Ersatzexsudate (L. Spengler) auftreten, wenn der Druck in der starren Gasblase durch Aufsaugung sehr stark negativ geworden ist, und die wieder verschwinden, sobald man Luft nachfüllt oder die Höhle durch Entknochung der Brustwand verkleinert. Nicht viel schwerwiegender sind die idiopathischen, in der Regel ohne Fieber auftretenden zellarmen Ergüsse, die wohl durch eine Reaktion des Brustfelles gegenüber dem als Fremdkörper wirkenden Gas oder unter einer geringen Kreislaufstörung im Anschluß an eine Erkältung oder bei Frauen durch die Menstruation entstehen. — Hierher gehören auch noch mit einer gewissen Einschränkung die sog. gutartigen tuberkulösen Exsudate. Dumarest und Parodi trennen sie zweckmäßig von der bösartigen Form und fassen sie auf als Folge einer Entzündung des Brustfelles, die durch die von den Bacillenherden ausgehenden Giftstoffe gereizt wird, ohne daß unmittelbare Beziehungen zwischen Pleura und tuberkulösen Gewebsveränderungen bestehen. Sie können ohne merkliche Fiebersteigerung auftreten und gleichen in ihrem Verlauf den nichtspezifischen idiopathischen Ergüssen. Sie werden aber nicht so rasch wieder aufgesaugt und rezidivieren leicht.

In anderen Fällen entwickeln sie sich stürmischer unter Fieber und schwerem Krankheitsgefühl, die langsam wieder abklingen. Das seröse, höchstens leicht getrübte Exsudat ist auch noch steril. Es enthält nach Dumarest als charakteristische Zellen kleine lymphocytenähnliche, acidophile, mono- und polynucleäre Elemente, die nicht spezifisch sind, sondern einen Abwehrvorgang anzeigen, der durch leichte lokale Reizvorgänge ausgelöst wird. Bei genauester bakteriologischer Untersuchung wird man namentlich unter Heranziehung des Tierversuches allerdings auch hier meist Bacillen nachweisen können. Die Ergüsse dieser Gruppe können namentlich bei Rezidiven in die bösartige Form übergehen. Das Verschwinden der acidophilen Zellen und das Auftreten basophiler Lymphocyten lassen die ungünstige Entwicklung voraussehen. Lang anhaltende Fiebersteigerungen, die unter Umständen regelmäßig nach jeder Nachfüllung sich verstärken, legen aber schon den Verdacht auf Pleuratuberkulose nahe, auch wenn im Ausstrichpräparat noch keine Tuberkelbacillen nachgewiesen werden können.

Damit kommen wir zu der bösartigen Form der tuberkulösen Ergüsse. Sie entstehen nach dem Übergreifen der Tuberkulose der Lunge auf das Brustfell. Hier lassen sich im eitrigen Exsudat stets Tuberkelbacillen nachweisen.

Zu den prognostisch ungünstigen Formen gehören außerdem alle mischinfizierten Ergüsse.

Über die Häufigkeit der eitrigen Pneumothoraxexsudate herrschen vielfach falsche Vorstellungen. Leroy Peters beobachtete bei 250 Pneumothoraces 26, d. h. 10,4% eitrige Ergüsse. Davon erwiesen sich 18 = 7,2% als steril, abgesehen von Tuberkelbacillen. 8 = 3,2% waren mischinfiziert. Von diesen 8 Kranken starben 7 an ihrer Krankheit, einer lebte noch in hoffnungslosem Zustande.

Die idiopathischen Ergüsse halten sich bei einer entsprechenden Regulierung des intrapleuralen Druckes meistens in umschriebenen Grenzen und verschwinden früher oder später wieder von selbst. Entleerung durch Punktion ist nur angezeigt, wenn sie durch ihre Größe Beschwerden verursachen, oder wenn sie als Fieberquelle anzusprechen sind.

Ist die Flüssigkeit leicht getrübt, läßt sich aber, abgesehen von Tuberkelbacillen, keine Mischinfektion nachweisen, so ist die Vorhersage auch noch nicht schlecht, wenn auch zeitweise hohes Fieber besteht. Man sei auch hier mit Punktionen sehr zurückhaltend und sorge nur für eine richtige Einstellung des Druckes in der darüberliegenden Gasblase. Andererseits ist es aber auch nicht zweckmäßig, die Ergüsse so groß werden zu lassen, daß sie im Laufe der Zeit den Pneumothorax vollkommen ersetzen. Die Überlegung ist zwar bestechend, daß die Flüssigkeit eine gleichmäßigere Einengung der Lunge unterhalten kann, als die immer wieder zu ergänzende Gasblase. Wir sind aber mit Baer der Ansicht, daß der stärkere Druck des Exsudates die gefürchteten Einschmelzungen des Lungengewebes unterstützt: Durchbrüche in die Lunge sind bei großen Ergüssen entschieden häufiger als beim gewöhnlichen Pneumothorax. Wir haben zur Zeit eine Kranke in Behandlung, die als Beispiel für diese wichtige Feststellung dienen kann.

Bei dem 27jährigen Dienstmädchen war vor 2 Jahren in einem Krankenhaus wegen einer fieberhaften offenen, linksseitigen Lungentuberkulose ein künstlicher Pneumothorax angelegt worden. Es bildete sich in kurzer Zeit ein Erguß. Wegen Druckerscheinungen wurde 2 Monate später 1 Liter Flüssigkeit durch Punktion entleert. Nachfüllungen wurden daraufhin nicht mehr vorgenommen; der Erguß blieb in der Folge während des fast einjährigen Krankenhausaufenthaltes und während einer halbjährigen Nachkur in einem Sanatorium unberührt. Die Kranke wurde uns wegen eines großen linksseitigen Ergusses mit Verdrängung des Herzens nach rechts von der Fürsorgestelle für Lungenkranke (Oberarzt Dr. Baer) zugewiesen, wo sie wegen Schmerzen auf der linken Seite ärztlichen Rat gesucht hatte. Das Gas war in der langen Zeit vollständig aufgesaugt worden. Die Kranke hatte morgens immer etwas Auswurf.

Wir entleerten zunächst zur Entlastung etwa 1 Liter eitriges, steriles Exsudat mit dem Apparat von Dieulafoy, ohne daß Gas nachgefüllt wurde. Bei der einige Tage später vorgenommenen Röntgendurchleuchtung bestand über der Flüssigkeit ein ziemlich großer Pneumothorax mit Verdrängung des Mittelfelles. Es konnte sich nur um einen spontanen Spannungspneumothorax handeln. Der Nachweis einer Lungenfistel wurde im Anschluß an eine fast völlige Entleerung des Ergusses durch Messung des intrapleuralen Druckes erbracht: nach Erniedrigung durch Absaugen von Gas trat nach wenig Atemzügen wieder eine Erhöhung ein. Am Schluß der Punktion wurde etwas Pyoktaninlösung in die Brusthöhle eingespritzt; die Kranke hustete an den folgenden Tagen blaugefärbtes Exsudat aus. Die Angabe, daß schon seit längerer Zeit jeden Morgen etwas schaumiger Auswurf aufgetreten war, weist darauf hin, daß der Durchbruch nicht erst im Anschluß an die Punktion entstanden ist. Es war aber nicht zur Ausbildung eines Pneumothorax gekommen, weil der hohe Exsudatdruck auch bei tiefer Einatmung keine Luft aus der Lunge in die Brusthöhle hatte entweichen lassen. Es wurde dies erst möglich, nachdem durch die erste Entleerung der Druck auf negative Werte herabgesetzt worden war. Die Abb. 8 zeigt die Röntgenaufnahme mit der ausgesprochenen Verdrängung des Mittelfelles.

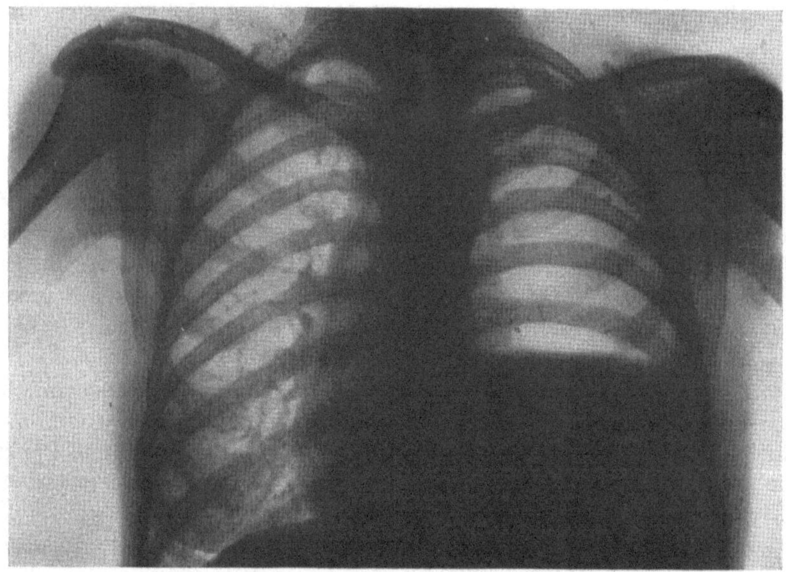

Abb. 8. Linksseitiges Exsudat mit spontanem Spannungspneumothorax und starker Verdrängung des Herzens nach rechts.

Die Aussichten der Pneumothoraxergüsse verschlechtern sich, wenn es sich um eine echte Pleuratuberkulose handelt. Der Einbruch tuberkulöser Herde in die Brusthöhle wird meist mit einem plötzlichen Fieberanstieg beantwortet. Namentlich in der ersten Zeit, in der die frisch entzündete Pleura unter Umständen wochenlang anhaltendes Fieber hervorruft, muß jeder unnötige äußere Reiz vermieden werden. Man begnüge sich auch hier mit regelmäßigen Prüfungen des Pneumothoraxdruckes und halte ihn durch Absaugen von Gas auf Null. Da die tuberkulösen Ergüsse immer längere Zeit zunehmen, muß man entlastend punktieren, sobald sie durch ihre Größe Beschwerden verursachen. Um die erkrankte Lunge nicht gewaltsam auszudehnen, wird die abgelassene Flüssigkeit zum Teil durch Gas ersetzt. Spülungen sind nur angezeigt, wenn es sich um eitrige Ergüsse handelt, die wegen ihres Gehaltes an Fibrin ganz besonders zu Schwartenbildung Veranlassung geben oder wenn sie andauerndes Fieber verursachen. Hier empfiehlt sich namentlich die Verwendung der Jessenschen Jod-Jodkalilösung, welche die Tuberkulose fast spezifisch beeinflußt. Man kann damit durch einmalige oder wiederholte Spülungen das eitrige Exsudat in ein seröses umwandeln. Auch von der Einspritzung von Jodoformglycerin in die Brusthöhle nach der Punktion erwarten wir einen spezifischen Einfluß auf die Tuberkulose der Pleura.

Da durch die eitrige Entzündung die Pleura pulmonalis regelmäßig ihre Ausdehnungsfähigkeit einbüßt, muß man bei diesen tuberkulösen Ergüssen damit rechnen, daß die volle Wiederentfaltung der Lunge später unmöglich sein wird. Will man hochgradige Verziehung des Mittelfelles und die gefürchteten Durchbrüche des Exsudates in die Lunge vermeiden, so tut man nach unserer Erfahrung gut daran, das Rippenfell durch ausgedehnte Entknochung der Brustwand dem Lungenfell nahezubringen, sobald der Zustand des Kranken es gestattet. Muß die Operation auf zwei Sitzungen verteilt werden, so reseziert man zuerst mindestens die oberen sieben und in der zweiten Sitzung die noch stehenden unteren Rippen.

Die extrapleurale Thorakoplastik wurde aus dieser Anzeige in der Münchner Klinik 16 mal ausgeführt. 4 Kranke wurden geheilt. 6 sind wesentlich gebessert und bacillenfrei und haben zum Teil ihren Beruf wieder aufgenommen. 3 sind gebessert, bei zweien ist eine Änderung nicht eingetreten. Ein Kranker starb an den Folgen eines Kavernendurchbruches nach der extrapleuralen Einengung.

Unter den prognostisch sehr ungünstig zu bewertenden mischinfizierten Exsudaten sind die Ergüsse im geschlossenen Brustfellraum von denjenigen mit innerer oder äußerer Fistelbildung zu trennen. Die ersteren entstehen wohl in den meisten Fällen auf dem Blutwege nach einer Halsentzündung oder Grippe oder auf dem Lymphwege infolge eitriger Bronchitiden. Infektionen von außen her durch die Pneumothoraxnadel anläßlich der Nachfüllungen dürften bei aseptischem Arbeiten kaum vorkommen.

Werden im Eiter Diplokokken nachgewiesen, so genügen hie und da entlastende Punktionen mit entsprechenden Gasnachfüllungen, um die Keime zum Verschwinden zu bringen. Geht bei dieser Behandlung das Fieber aber nicht zurück, oder finden sich Trauben- oder Kettenkokken, so sind zunächst antiseptische Spülungen angezeigt. Früher wurde vielfach der Fehler gemacht, daß man diese Ergüsse, wie die gewöhnlichen metapneumonischen Empyeme, durch Thorakotomie behandelte. Da die Erfahrung aber gezeigt hat, daß die Eröffnung des geschlossenen Pneumothorax von den Lungenkranken in der Regel sehr schlecht vertragen wird, und daß die Rückwirkungen des offenen Pneumothorax um so schädlicher sind, je größer die Empyemhöhle ist, wird man die Rippenresektion solange als möglich hinausschieben. Man wird stets vorher versuchen, durch Spülungen den Keimgehalt der Ergüsse zu vermindern.

Wir haben mit Erfolg Lösungen von Trypaflavin und Rivanol 1:1000 verwendet. Wir ziehen jetzt Pyoktanin in der gleichen Verdünnung vor, da es weniger dicke Schwarten bildet. Es wurden damit mehrfach unter bakteriologischer Prüfung sogar Kettenkokken zum Verschwinden gebracht.

Kommt man mit diesen Spülungen nicht zum Ziele, geht das Fieber nicht zurück und verschlechtert sich der Allgemeinzustand des Kranken, so muß man für dauernden Abfluß sorgen. Wir führen zunächst immer die Bülausche Drainage aus, da sie eine vollkommene Entleerung des Eiters ermöglicht, ohne daß die schädlichen Druckschwankungen des offenen Pneumothorax eintreten. Bei sachgemäßer Ausführung bleibt der Pneumothorax praktisch geschlossen, da die mit Flüssigkeit gefüllte und durch ein entsprechendes Ventil in der einen

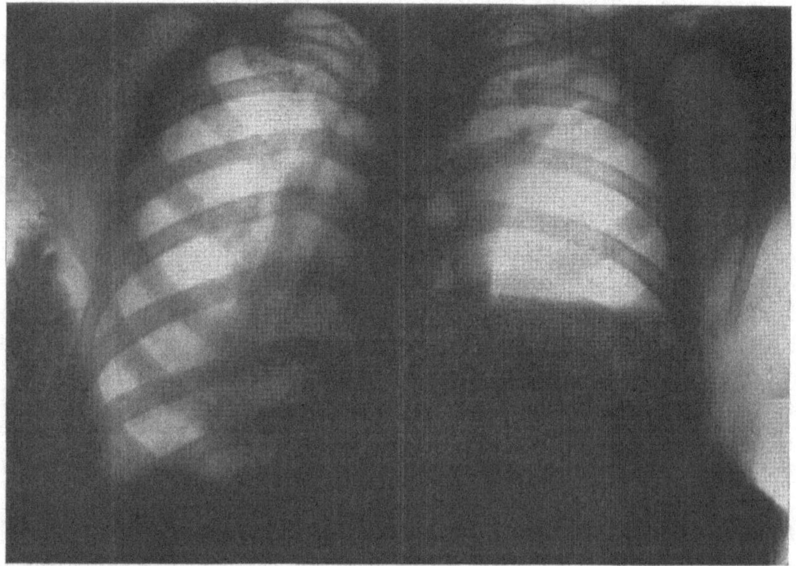

Abb. 9. Linksseitiges Pneumothoraxempyem mit Verdrängung des Mittelfelles.

Richtung geschlossene Schlauchleitung der äußeren Luft keinen Zutritt erlaubt. Selbstverständlich darf man bei der Heberdrainage kein großes Druckgefälle in Anwendung bringen, um eine gewaltsame Entfaltung der tuberkulös erkrankten Lunge zu vermeiden. Wir gehen auf technische Einzelheiten nicht ein, sondern verweisen auf die ausführliche Darstellung in „Brunner: Chirurgische Behandlung der Lungentuberkulose“.

Ob nun die schädlichen Rückwirkungen des infizierten eitrigen Ergusses auf das Allgemeinbefinden durch Punktionen und Spülungen oder durch die Dauerdrainage beseitigt worden sind, auf alle Fälle wird man auch hier aus den gleichen, bei den bösartigen tuberkulösen Exsudaten besprochenen Überlegungen möglichst bald die extrapleurale Einengung der großen Empyemhöhle vornehmen. In besonders günstigen Ausnahmefällen kann man dadurch allein ohne weitere operative Maßnahmen eine Verödung des Brustfellspaltes und damit eine endgültige Heilung herbeiführen. Meistens wird aber eine mehr oder weniger ausgedehnte Empyemresthöhle zurückbleiben, die nur durch eine nochmalige Operation mit Wegnahme der Pleura parietalis über der ganzen Höhle im Sinne der Schedeschen Plastik beseitigt werden kann.

Schädigt die eitrige Entzündung den Kranken sehr schwer und vermochte die Drainage eine Besserung nicht herbeizuführen, so wird man in besonders ungünstigen Fällen auf die Thorakotomie nicht verzichten können. Wie oben schon angedeutet, wird sie viel besser vertragen, wenn die Empyemhöhle vorher durch eine extrapleurale Entknochung bereits verkleinert worden ist. Die Resthöhle wird ebenfalls später durch einen erneuten Eingriff beseitigt werden.

Während die Vorhersage der mischinfizierten Pneumothoraxergüsse bis vor kurzer Zeit eine ganz schlechte war und eine Sterblichkeit bis zu 100% die

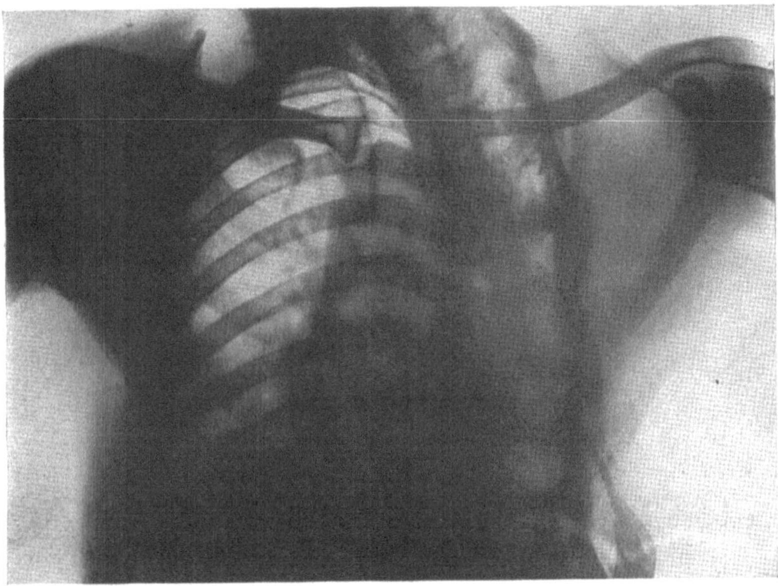

Abb. 10. Aufnahme des gleichen Kranken nach Abschluß der chirurgischen Behandlung.

Regel bildete, sind die Ergebnisse durch eine zielbewußte, schonende, die Größe der einzelnen Eingriffe genau abwägende chirurgische Behandlung wesentlich besser geworden. Von 8 geschlossenen Exsudaten dieser Gruppe, die in den letzten Jahren in der Münchner Klinik in Behandlung gekommen sind, sind 4 gestorben, bevor die Behandlung zu Ende geführt werden konnte. 4 Kranke wurden nach vorausgeschickten extrapleuralen Einengungen schließlich durch mehr oder weniger große Resthöhlenoperationen geheilt. Die Abb. 9 und 10 zeigen den Befund bei einem Kranken vor und nach der Behandlung.

Es ist verständlich, daß diese Eingriffe eine gewisse Entstellung des Körpers zur Folge haben. Die Entfernung der Rippen in beinahe voller Ausdehnung, die Wegnahme der Zwischenrippenmuskeln und des schwartig verdickten Rippenfelles stören das statische Geichgewicht des Brustkorbes in höherem Maße als die einfache extrapleurale Thorakoplastik. Die Lichtbilder (Abb. 11

und 12) des gleichen Kranken lassen die seitliche Verkrümmung der Wirbelsäule und die dadurch bedingte einseitige Hebung des Schultergürtels erkennen. Bei nüchterner Überlegung wird man diese Schönheitsfehler, die am bekleideten Kranken viel weniger in Erscheinung treten, in Kauf nehmen. Sie werden durch die Vorteile der glücklich durchgeführten Behandlung reichlich aufgewogen.

Sehr wenig erfreulich sind auch heute noch die Aussichten bei Pneumothoraxempyemen mit innerer oder äußerer Fistel. Ganz schlecht ist die Vorhersage, wenn unerwartet eine Kaverne in einen großen, bis dahin nicht infizierten Pneumothorax einbricht. Das Brustfell antwortet mit einer schweren Entzündung, die durch Punktionen und Spülungen nur schwer zu beeinflussen ist. Die breite Eröffnung wird besonders schlecht vertragen, da die Lungenoberfläche und das Mittelfell noch nicht durch frühere Entzündungen starr

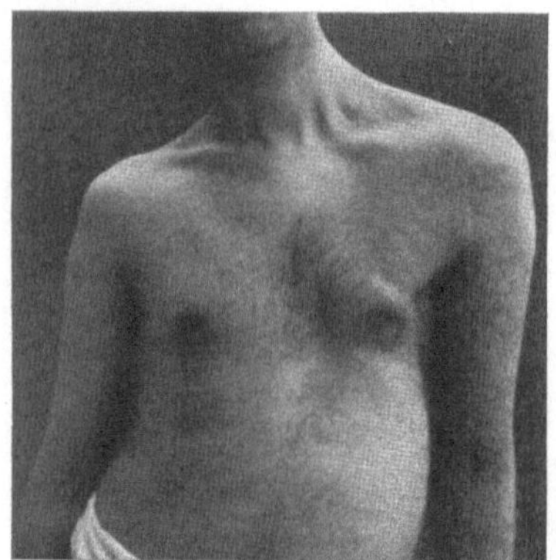

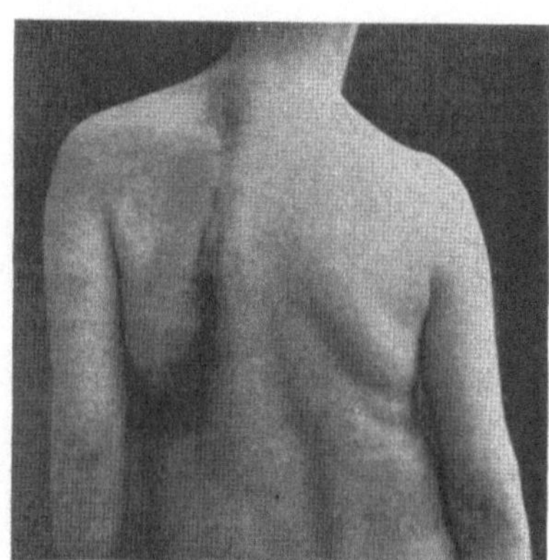

Abb. 11 u. 12. Lichtbilder des gleichen Kranken nach der Heilung.

geworden sind, und die üblen Folgen des offenen Pneumothorax daher leicht in Erscheinung treten.

Etwas günstiger liegen die Verhältnisse, wenn ein Erguß, der schon seit längerer Zeit vorhanden war, in die Lunge einbricht und durch den Bronchialbaum zum Teil ausgehustet wird. Es wurde oben schon darauf hingewiesen, daß es sich dabei fast immer um echte Pleuratuberkulose handelt. Die Diagnose wird nicht nur durch den Nachweis von Tuberkelbacillen gestellt; lang anhaltende Fiebersteigerungen, die durch den Lungenbefund allein nicht erklärt werden, legen auch bei bakteriologisch sterilem Erguß den Verdacht auf spezifische Erkrankung des Brustfelles sehr nahe. Von den Luftwegen her wird früher oder später eine Infektion eintreten. Die Pleura hat sich durch den chronischen Reizzustand allmählich an die Entzündung angepaßt. Die schweren Krankheitserscheinungen bleiben in der Regel aus. Für den Kranken kann die innere Fistel aber dadurch zum Verhängnis werden, daß ein Spannungspneumothorax entsteht, der dringend ärztliche Hilfe verlangt.

Beim Bestehen einer inneren Fistel muß jeder Pneumothorax grundsätzlich in einen nach außen offenen Pneumothorax umgewandelt werden, um einerseits dem Erguß besseren Abfluß zu verschaffen, andererseits die

Entstehung bedrohlicher Spannungszustände zu verhüten. Spülungen sind zu vermeiden, da die Spülflüssigkeit auf dem Wege der Fistel die Lunge überschwemmen könnte. Da der breit offene Pneumothorax auch hier nicht gut vertragen wird, begnügen wir uns zunächst mit einer einfachen Drainage, wie beim Bülau. Man verzichtet aber auf die Heberwirkung, weil durch jede Herabsetzung des intrapleuralen Druckes die Lungenfistel gewaltsam geöffnet werden kann.

In dieser Weise wurde die auf S. 31 erwähnte Kranke behandelt. Durch das Einführen eines Gummirohres im 9. Zwischenrippenraum wurde zunächst der Eiter nach außen dauernd entleert und zugleich ein Druckausgleich geschaffen in der Erwartung, daß dadurch die Verdrängungserscheinungen zurückgehen. Nach 3 Wochen wurde durch

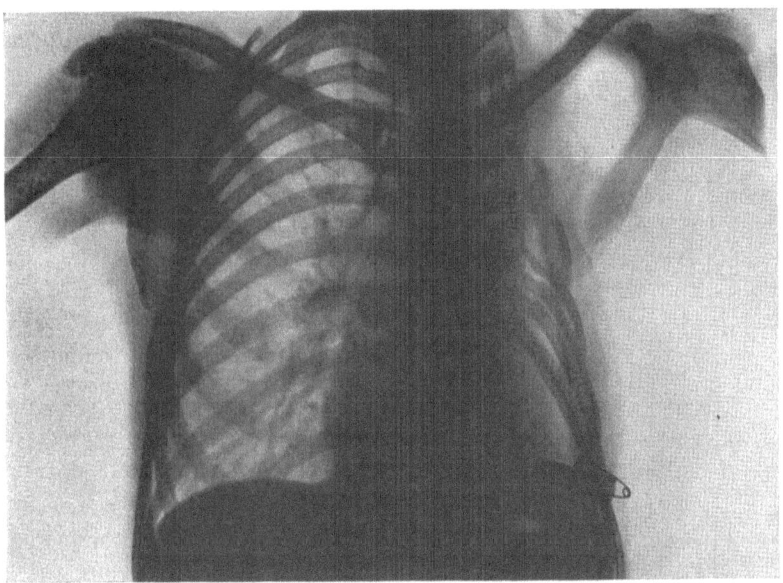

Abb. 13. Pneumothoraxempyemhöhle durch extrapleurale Rippenresektion stark eingeengt. Vgl. Abb. 8 der gleichen Kranken auf S. 32.

eine ausgedehnte extrapleurale Resektion der 1.—8. Rippe, wobei Knochenstücke bis zu 15 cm Länge entfernt wurden, die Brusthöhle von oben her nach Möglichkeit eingeengt. 3 Wochen später wurden auch noch die 9.—11. Rippe ohne Eröffnung des Rippenfelles in gleicher Weise gekürzt; das Drainagerohr blieb liegen. Die Abb. 13 zeigt, wie weitgehend die Empyemhöhle bei diesem Vorgehen verkleinert werden kann, ohne daß ein breit offener Pneumothorax mit seinen schädlichen Folgen entsteht. Die Kranke hat die Eingriffe sehr gut überstanden. In den oberen Abschnitten hat sich das Lungenfell bereits an das Rippenfell angelegt. Es ist zu erwarten, daß sich die Höhle noch weiter verkleinern wird. Sollte keine vollständige Verödung des Brustfellspaltes zustande kommen, so würde schließlich die Heilung durch das Abtragen der Pleura parietalis im Bereich der Resthöhle herbeigeführt werden.

Ganz ähnlich liegen die Verhältnisse, wenn ein Pneumothoraxexsudat auf dem Wege früherer Stichkanäle oder unter dem Bilde eines Empyema necessitatis nach außen durchbricht. Auch hier wird die sekundäre Infektion früher oder später sicher auftreten. Der Heilplan ist der gleiche wie beim geschlossenen infizierten Erguß. Man wird allerdings nur selten zunächst mit Spülungen auskommen, sondern wird bald für dauernden Abfluß des Eiters durch entsprechende Drainage sorgen müssen.

Bei allen diesen Empyemen wird man selbstverständlich nach den mehrfach erörterten Grundsätzen die extrapleurale Einengung anschließen, sobald die Verhältnisse es gestatten. In der Regel wird eine richtige Resthöhlenoperation die Behandlung zum Abschluß bringen.

Es sind in der Münchner Klinik im ganzen 15 mischinfizierte Pneumothoraxexsudate mit innerer Fistel in Behandlung gekommen. Davon sind 11 gestorben; viermal wurde wegen des schweren Allgemeinzustandes nur eine Rippenresektion vorgenommen, bei den anderen wurde vorher immer eine extrapleurale Einengung der Höhle versucht. Vier Kranke wurden nach einer langwierigen Behandlung so weit gebessert, daß mit einer vollständigen Heilung gerechnet werden kann.

Von 7 Kranken mit Durchbruch der Empyeme durch die Brustwand wurde einer geheilt.

Zusammenfassend sind im ganzen 30 Pneumothoraxergüsse der bösartigen mischinfizierten Form in Behandlung gekommen; davon wurden 9 (30%) chirurgisch geheilt. Die Zahl kann im Vergleich zu den Erfahrungen von Leroy Peters, der bei 8 Kranken dieser Gruppe keine Heilung sah, als sehr großer Fortschritt bezeichnet werden. Man darf nicht außer acht lassen, daß unter den 30 Kranken 6 in so schlechtem Zustande aufgenommen wurden, daß das chirurgische Eingreifen sich auf eine Bülaudrainage oder eine einfache Rippenresektion beschränken mußte. Es kann darüber kein Zweifel mehr bestehen, daß die Aussichten dieser bösartigen Pneumothoraxergüsse ohne operative Behandlung sehr schlecht sind. Unter Berücksichtigung dieser Tatsache sind die Ergebnisse der Münchner Klinik sehr ermutigend. Der Weg ist vorgezeichnet. Wer es versteht, die Eingriffe so zu gestalten, daß ihr Nutzen nicht durch die schädlichen Rückwirkungen der Operationen, die bei diesen durch die lange Eiterung in der Regel sehr heruntergekommenen Kranken ganz besonders zu fürchten sind, zunichte gemacht wird, wird befriedigende Erfolge erreichen. Wir betonen noch einmal, daß die vorläufige Eiterentleerung durch Bülaudrainage und die weitgehende extrapleurale Einengung der Empyemhöhle die Gefahren der wohl nur ausnahmsweise nicht notwendigen späteren Resthöhlenoperation auf ein erträgliches Maß herabsetzen.

Die Erfolge dürfen uns aber nicht vergessen lassen, daß die vornehmste Aufgabe des Arztes, der die Anzeige zum künstlichen Pneumothorax stellt, darin besteht, durch ein sachgemäßes Vorgehen bei den Nachfüllungen die gefürchtete Komplikation nach Möglichkeit zu vermeiden. Bei Verwachsungen soll keine Vergrößerung der Gasblase mit allen Mitteln erzwungen werden; die Behandlung muß abgebrochen werden, bevor sie den Kranken in Gefahr bringt. In der Beschränkung zeigt sich auch hier der Meister.

II. Der Standpunkt des Internen zur chirurgischen Behandlung der Lungentuberkulose.

Einleitung.

Die Heilung der offenen Lungentuberkulose hat im Sinne der Bekämpfung der Tuberkulose als Volksseuche ganz besondere Bedeutung erlangt, seitdem wir wissen, daß die Infektion in einem hohen Prozentsatz nicht mittelbar, sondern unmittelbar erfolgt. Die Heilung stellt somit die idealste Art von Sanierung dar, während alle anderen Maßnahmen nur allzuoft an menschlichen Unzulänglichkeiten scheitern müssen. Die Durchführung der Individualheilung rückt damit noch mehr in den Vordergrund des Interesses, zumal sie uns wichtige Grundlagen für eine wirksame Seuchenbekämpfung schafft, die sich aus den Erfahrungen der Einzelfälle ableiten lassen. Wir lernen mit anderen Worten aus dem Spezialfall, wie ganz generell der Gang der Tuberkulose zu beeinflussen ist, und es gilt, diese Erfahrung dann im großen zu verwerten. Es hat sich nun ergeben, daß der Ablauf der Tuberkulose großen epidemiologischen Schwankungen unterworfen ist, die im einzelnen in ihren Ursachen wohl mit Annäherungswerten analysierbar, aber doch wohl noch nicht restlos erklärt sind (Neufeld). Selbstverständlich machen sich diese periodischen Schwankungen des Krankheitscharakters nicht in sinnfälliger Weise beim Einzelindividuum geltend; sie müßten aber ohne Zweifel auch berücksichtigt werden.

Hier wird der Ablauf der Tuberkulose in beherrschender Weise bestimmt durch die Abgleichung positiver und negativer, d. h. günstiger und ungünstiger exogener sowie konstitutioneller Faktoren. Wir können uns vorstellen, daß die jeweils bestehende Krankheit, auch ihre Form, ihr Charakter und ihre Ausdehnung die Resultante dieser Faktoren ist. Eine erhebliche Stützung dieser Annahmen ergab sich aus den grundlegenden Arbeiten Bräunings, der darlegen konnte, daß die Erkrankung in den meisten Fällen sich sofort in der Form zeigt, die auch später vorherrscht. Er hat also gründlich mit dem Irrtum aufgeräumt, daß sich fast jede Lungentuberkulose aus einer harmlosen Spitzentuberkulose additionell entwickeln müßte: im Gegenteil, diese Fälle seien die Ausnahme. Ich selbst kann auf Grund 22jähriger Erfahrung die Beobachtung Bräunings bestätigen; ich habe immer wieder gesehen, daß die Tuberkulose, wenn sie die Widerstandsbarriere des Organismus durchbricht, alsbald sich in der Form manifestiert, wie sie aus Angriff und Verteidigung sich ergibt. Der weitere Verlauf der Erkrankung wird in bestimmte Bahnen gedrängt durch die Art, wie der Körper seine Kräfte zu mobilisieren vermag. Der Kunst des Arztes ist es vorbehalten, hier eingreifend, regulierend zu wirken, um den Organismus unter die vorteilhaftesten Bedingungen zu bringen, so daß er die Oberhand über die Krankheit erringen kann. Alle unsere klassischen Methoden der Heilung sind auf diesen Grundsätzen aufgebaut und wenden sich an die Ausnützung der natürlichen Vitalität und deren Hebung, nachdem es uns bislang noch nicht vergönnt war, wirksame Methoden ausfindig zu machen, den Tuberkelbacillus selbst im Körper abtöten zu können.

Die Grundprinzipien, nach denen jeder Heilplan bei Lungentuberkulose aufgebaut sein muß, sind in ihrer biologischen Folgerichtigkeit äußerst einfache: der kranke Organismus bedarf der Ruhe, das kranke Organ möglichster Mindestleistung an Funktion. Reichliche zweckmäßige Ernährung muß ein etwaiges Defizit ergänzen und sogar im Überschuß, um dem Körper die nötige Widerstandskraft zu verleihen oder neu zu schaffen. Jeder unnötige Energieverlust ist strengstens zu vermeiden, da alle Kräfte zusammenzuhalten sind, um der Krankheit Herr zu werden; die Herztätigkeit, die die Prognose für die Heilbarkeit weitgehend bestimmt, ist maximal zu schonen. Aus allen diesen Überlegungen heraus ergab sich das auch heute noch als klassisch zu bezeichnende System des hygienisch-diätetischen Regimes, wie es in den Heilstätten sich eingebürgert hat. Das Klima ist als wichtiger Heilfaktor erkannt und in den Behandlungsplan in geeigneten Fällen eingesetzt worden, man ging dabei von dem Gedanken aus, daß fast jeder Organismus sein optimales Klima besitze, unter dessen Einfluß er der Krankheit am ehesten Herr werde.

Beim Nachlassen der reaktiven Kräfte, wenn sich also ein Gleichgewichtszustand ausgebildet hat, werden vorsichtige Reizkuren eingefügt, seien es spezifische wie die Tuberkulinkuren oder unspezifische (Sonnen-, Röntgen-, Proteinkörper-, Chrysolgankuren).

Das Problem der Kollapstherapie.

Wir wissen, daß die Erfolge mit Hilfe der beschriebenen Methoden sehr befriedigende sind, und doch hat sich in vielen Fällen unser Rüstzeug als lückenhaft erwiesen. So wurde der Antrieb geschaffen zum Ausbau weiterer Methoden. Auszuschalten sind von vornherein die Fälle, die durch zu weit fortgeschrittene Erkrankung die Mindestleistung der physiologischen Funktion nicht mehr gewährleisten, Dyspnoe und Cyanose aufweisen, ebenso auch diejenigen, bei denen der Organismus derart in Mitleidenschaft gezogen ist, daß eine Wiederherstellung auszuschließen ist. Dazu zählen schwere degenerative Zustände von Herz und Nieren, schwerer Diabetes, Amyloidosis, schwere tuberkulöse Komplikationen in anderen Organen, besonders manifeste Darmtuberkulose und die perichondritische Form der Larynxtuberkulose. Wenn wir von diesen Fällen absehen, die von vornherein ausscheiden, so müssen wir doch sehen, daß eine ganze Anzahl von Lungentuberkulosen nur deshalb nicht zur Ausheilung kommen konnte, da die Naturheilung, die bei ausgedehnteren Prozessen stets in Schrumpfung und Narbenbildung besteht, auf einer für den Endzweck ungenügenden Vorstufe stehen bleiben mußte, und zwar nicht sowohl aus Mangel an genügender Schrumpfungstendenz, als vielmehr aus dem Erschöpftsein der anatomischen Möglichkeiten. Es blieb in solchen Fällen meistens ein Hohlraum weiterbestehen, der sich nach dem Ausstoßen des durch die Krankheit zerstörten Lungengewebes gebildet hatte. Die Infektionskrankheit als solche war oft schon behoben, die Heilung aber blieb eine unvollkommene. Das Problem der Heilung war somit ein mechanisches geworden und die Lösung des Problems stellen die modernen chirurgischen Behandlungsmethoden dar, die nun im einzelnen zu betrachten sind.

Seit Jahren läßt sich erkennen, daß wir mit der chirurgischen Behandlung der Tuberkulose zu einem gewissen Abschluß gekommen sind; neue Fortschritte sind vorderhand nicht zu erwarten, und somit dürfte es berechtigt sein, in einem Rückblick das Erreichte zu überschauen und eventuelle Wünsche für die weitere Ausgestaltung anzuknüpfen.

Der Standpunkt des Internen ist dabei selbstverständlich keinesfalls grundsätzlich von dem des Chirurgen abweichend, sondern lediglich ergänzend in dem Sinne, daß die Methode, die zwar ebenfalls chirurgisch zu nennen ist, aber in der Hand des Internen ihre Durchbildung und Vertiefung erfahren hat, nämlich der künstliche Pneumothorax, in das Gesamtbild der chirurgischen Behandlung eingefügt werden muß.

Es würde zu weit führen, ein Bild von der historischen Entwicklung der Chirurgie bei Lungentuberkulose zu entwerfen, so großes Interesse sich auch damit verbindet, zumal erst durch breitere Darlegung nachgewiesen werden könnte, welche enormen Schwierigkeiten zu überwinden waren, bis die heutige Lösung des Problems erreicht wurde.

Sie baut sich auf zwei grundlegenden Bedingungen auf, die für eine wirksame chirurgische Behandlung zu erfüllen sind: der Lungenprozeß muß erstens einseitig sein und zweitens muß der Kollaps der ruhig zu stellenden Lunge ein möglichst vollkommener sein.

Je nach dem Ziele, das wir uns bei dem einzelnen Patienten stecken, sind natürlich losere Fassungen dieser Voraussetzungen denkbar. Wenn wir uns damit begnügen oder besser gesagt begnügen müssen, lediglich einen symptomatischen Erfolg zu erzielen, der in den meisten Fällen aber zeitlich begrenzt sein wird, so kann bis zu einem gewissen Grade sowohl das Prinzip der Einseitigkeit des Prozesses wie des optimalen Kollapses durchbrochen werden. In diesen Bereich fallen die Fälle von doppelseitigem Pneumothorax, von Entspannungspneumothorax, des partiellen Pneumothorax, der partiellen Plastiken.

Wenn wir aber die Absicht verfolgen, ein definitives Heilresultat zu erzielen, so müssen diese beiden Bedingungen grundsätzlich erfüllt sein. Von den Methoden, die dabei in Frage kommen, sind der künstliche Pneumothorax wie die totale Thorakoplastik die führenden; sie sind in ihrer Technik wie in der Festlegung ihrer Indikationsbreite zu einem gewissen Abschluß gelangt. Im Prinzip unterscheiden sie sich in keiner Weise voneinander, sondern lediglich in der Art der Durchführung. Der Pneumothorax schaltet die kranke Lunge bis zur definitiven Ausheilung aus der Funktion aus und ist deshalb zeitlich begrenzt, die Thorakoplastik schafft hingegen eine neue Thoraxhälfte in verkleinertem Maßstabe unter möglichster Wahrung der ursprünglichen anatomischen Verhältnisse.

Die verschiedenartige Größe des Eingriffs, in dem einen Fall nur ein verhältnismäßig geringfügiger Eingriff, in dem anderen ein ausgedehnter schwerer, mit Setzen einer großen Operationswunde, bedingt ihrerseits natürlich eine große Verschiedenheit der Voraussetzungen, die an die Leistungsfähigkeit des Organismus gestellt werden müssen. Beim Pneumothorax sind sie relativ gering und ziemlich unabhängig vom Alter des Patienten, während bei der Plastik sich hier ganz erhebliche Einschränkungen von selbst ergeben. Alle Krankheitserscheinungen, die eine Minderung der Gesamtvitalität des Organismus bedingen, besonders soweit die Leistungsfähigkeit von Herz und Nieren in Frage kommt, sind hier besonders streng kritisch einzuschätzen und mahnen zur äußersten Vorsicht. Von den eben genannten Störungen sind diejenigen abzutrennen, die als rein toxisch bedingte anzusehen sind (durch Tuberkulosetoxine bewirkte Nierenreizungen) sowie die auf Verlagerung des Herzens beruhende Tachykardie. Beide symptomatische Störungen können durch die Kollapstherapie im günstigen Sinne beeinflußt werden. An einer Altersgrenze nach oben ist für die Plastik unbedingt festzuhalten, jenseits deren das Risiko nicht mehr tragbar ist. Im allgemeinen gilt wohl das Alter von 36—40 Jahren als obere Grenze; bei besonders günstiger Konstitution kann natürlich auch gelegentlich diese Grenze überschritten werden.

Falls die Pleura frei ist, ist das schonendere Verfahren des Pneumothorax jedesmal erst zu versuchen. Dieser von Brauer aufgestellte Grundsatz ist heute wohl allgemein angenommen.

Wenn sich neuerdings auch Stimmen erheben, die bei freiem Pleuraspalt der Thorakoplastik den Vorzug geben, so ist doch dabei zu bemerken, daß diese Erwägungen sich noch nicht zu einer durchgereiften Methodik verdichtet haben. Jedenfalls fehlen noch die einschlägigen Mitteilungen über damit erzielte Dauererfolge. Die Vorschläge richteten sich auf die Vornahme der Operation bei vorwiegend exsudativen Fällen, die bei Pneumothorax so ungünstige Ergebnisse aufzuweisen haben infolge des häufigen Auftretens mischinfizierter Exsudate und vor allem der Durchbrüche mit Bildung von pleuro-pulmonalen Fisteln. Diese Gefahr besteht nun in der Tat in hohem Grade, besonders wenn es sich um größere Erkrankungsherde handelt, die in breiter Ausdehnung randständig liegen. Hier könnte in der Tat der Gedanke erwogen werden, ob nicht eine Plastik bessere Resultate resp. das geringere Risiko gewähren könnte. Jedoch ist daran zu erinnern, daß eine ausgedehnte Plastik bei freier Pleura eine virtuose Technik voraussetzt, wenn nicht ein Einreißen der Pleura erfolgen soll, wodurch die Aseptik der Wunde in hohem Grade gefährdet wird. Man darf nicht ohne weiteres die Erfahrungen, die man bei Plastiken zur Komplettierung eines unvollständigen Pneumothorax gewonnen hat, hier als gültig einsetzen, denn in letzteren Fällen ist die Pleura durch die stets bereits längere Zeit durchgeführte Pneumothoraxbehandlung derber und dem Einreißen gegenüber widerstandsfähiger geworden. Daß es in der Tat gelingt, bei völlig freier Pleura ohne Lädierung derselben eine Plastik durchzuführen, habe ich Gelegenheit gehabt feststellen zu können.

Es wäre zu wünschen, daß die Chirurgen diese Fragen einer praktischen Lösung entgegenführen würden. Die ganze Fragestellung ist sicherlich von weittragender Bedeutung, ganz besonders unter dem Gesichtswinkel der bestmöglichen Behandlungsart einseitiger schwerer, vorwiegend exsudativer Tuberkulosen, die ja an und für sich eine schlechte Prognose haben. Ich selbst glaube, daß hier noch Fortschritte zu erzielen sein dürften.

In einem konkreten Falle, bei einer jungen Patientin, war diese Fragestellung aufgeworfen, aber zugunsten der Anlegung des Pneumothorax entschieden worden. Es handelte sich um eine ausgedehnte vorwiegend exsudative Erkrankung der linken Lunge mit dauernd hohem Fieber. Durch den Pneumothorax wurde rasche Entfieberung erzielt, eine seit längerer Zeit bestehende toxische Nierenreizung in kürzester Frist behoben. Der Pneumothorax war in den ersten Monaten relativ klein, dabei jedoch fast völlige Ablösung erzielt worden. Etwa ein halbes Jahr später begann die andere Seite, die bei Anlegung des Pneumothorax keinerlei Anzeichen einer aktiven Erkrankung dargeboten hatte, zu erkranken und der spätere schlechte Ausgang war nicht aufzuhalten. Hier wäre man berechtigt, sich nachträglich ernstlich zu fragen, ob eine Plastik nicht bessere Aussichten geboten hätte. Daß bei einem Organ, das so schwer erkrankt war, das stetige Auf und Ab der Druckwerte und die Volumänderungen der kranken Lunge die Ausbreitung der Erkrankung auf die andere Seite eher begünstigten als eine einmalige Einengung und Dauerruhigstellung, dürfte eigentlich kaum zu bezweifeln sein.

Die Fälle, die sich für Plastik bei freier Pleura eignen, werden wohl stets nur vereinzelt bleiben. An dem von Brauer aufgestellten oben zitierten Grundsatz muß deshalb im allgemeinen festgehalten werden.

Die Pneumothoraxbehandlung.

Wie Brunner ausführt, ist durch den Pneumothorax ein weitaus größerer und wirksamerer Kollaps der Lunge zu erzielen, als durch die noch so ausgiebig ausgeführte Plastik, eine Tatsache, die auf den anatomischen Verhältnissen beruht. Die Ausschaltung der kranken Lunge kann dosiert und das Tempo der Ausschaltung beschleunigt oder verlangsamt werden, je nachdem es der Allgemeinzustand des Patienten sowie das Verhalten der kontralateralen Lunge jeweils erfordert. Durch schrittweises Vorgehen kann eine funktionelle Überlastung der gesünderen Lunge vermieden werden und damit auch eine dadurch eintretende Aktivierung früher inaktiver Herde.

Da der Eingriff als solcher meist keine wesentliche Beanspruchung der Vitalität oder weitgehende Rückwirkung auf die übrigen Organe zur Folge hat, so ist der Pneumothorax auch bei solchen Patienten erlaubt, die für eine Plastik wegen ihrer außerordentlich großen Beanspruchung von Reservekräften nicht in Frage kämen. Eine Altersgrenze gibt es eigentlich aus denselben Gründen nicht, besonders kann in weitgehendem Maße auch bei Kindern von ihm Gebrauch gemacht werden.

Die Einfachheit der Methode legt ihn im Gegensatz zur Plastik in die Hände vieler und darin liegt eine gewisse Gefahr. Einfachheit der Technik bedeutet nämlich bei weitem nicht Einfachheit der Durchführung, die einen mit der Klinik der Lungentuberkulose durchaus bewanderten Spezialisten erfordert. Wer mit der Diagnostik, Prognose und den Ablaufserscheinungen der Lungentuberkulose nicht genügend Erfahrung besitzt, sollte die Methode, so einfach sie als reine Technik erscheinen mag, nicht aufnehmen.

Es dürfte zu weit führen, das Grundsätzliche der Methodik hier auszuführen; es sei auf die klassische Arbeit von v. Muralt, die durch Ranke eine vorzügliche Ergänzung gefunden hat, hingewiesen. Beide Arbeiten sind als Standardwerke anzusehen, die nur in unwesentlichen Punkten Ergänzung oder Abänderung erfahren dürfen.

Es ist mehrfach in neueren Arbeiten betont worden, daß die Pneumothoraxtherapie auch ambulant durchgeführt werden kann. Es sind hier aber doch gewisse Einschränkungen zu machen. Die Anlegung sollte durchaus in einem

Krankenhaus vorgenommen werden, in dem der Patient wenigstens die ersten 3—4 Tage zu verbringen hat. Wir wissen aus der Arbeit von Muralts Mitarbeiter, daß in einem relativ hohen Prozentsatz sich unliebsame Störungen einstellen können — selbst wenn wir von schwereren Komplikationen ganz absehen —, die obige Forderung als begründet erscheinen lassen. Wenn wir auch oft genug aus äußeren Gründen dazu übergehen müssen, die Fortführung ambulant zu machen, so ist dies doch nur ein Notbehelf.

Es sollten, wenn irgend möglich, die ersten Monate der Pneumothoraxbehandlung in einem Sanatorium verbracht werden und der Patient erst dann zu weiterer ambulanter Behandlung entlassen werden, wenn sich sowohl der Gesamtzustand des Patienten wie die Art des Pneumothorax dazu eignet. Bei allen anderen Fällen, die diesen Bedingungen nicht entsprechen, wird man über kurz oder lang bei ambulanter Behandlung ungünstige Erfahrungen machen, sehr zum Nachteil der Methode.

Über die Auswahl der für die Pneumothoraxbehandlung geeigneten Fälle sind heute wohl auch so ziemlich die Akten geschlossen.

Es läßt sich das so schwierige Kapitel der Indikation und Kontraindikation sehr schwer in allgemein gültige Formeln fassen; das meiste bleibt dem richtigen, oft intuitiven Beurteilen des erfahrenen Arztes und Tuberkulosekenners überlassen, der Vor- und Nachteile der Methode durch lange Erfahrung abzuschätzen weiß.

Auch soziale Faktoren sprechen oft gewichtig mit, so besonders bei allen den Patienten, deren Wiederverwendung im Dienst davon abhängig gemacht ist, daß sie keinen bacillenhaltigen Auswurf mehr haben. Vom Standpunkt der Seuchenbekämpfung wird ebenfalls die Indikationsstellung sich weitgehend beeinflussen lassen müssen in dem Sinne, daß man die Möglichkeit ausnützt, einen Infektionsherd in weit kürzerer Zeit zum Versiegen zu bringen, als durch konservative Methoden, die schließlich ebenfalls zum Ziele führen können, den Herd aber viel länger offen erhalten.

Im allgemeinen soll man erst dann zur mechanischen Behandlung übergehen, wenn die konservative nicht zum Ziele geführt hat oder voraussichtlich nicht zum Ziele führen wird. Es ist damit bereits gesagt, daß auch weniger ausgedehnte Prozesse, sofern das klinische Bild immer noch beherrscht wird durch das Fortbestehen aktiver bacillenausscheidender Herde, durch Neigung zu Temperaturerhöhungen usw. in den Aktionsbereich des Pneumothorax einbezogen werden können, wenn also eine primär vorhandene zu geringe Heilungstendenz einen Kurerfolg hintanhält.

Strikte abzulehnen sind jedoch solche therapeutischen Versuche bei leichten Erkrankungen, die normalen Heilungsverlauf nehmen, etwa in der Hoffnung, durch Kollapsbehandlung eine raschere und sichere Heilung erzielen zu können. Wer die Schwierigkeiten einer richtig durchgeführten Pneumothoraxbehandlung genügend zu würdigen versteht, wird eine derartige Polypragmasie energisch zurückweisen.

Die Forderung einer gewissen Beobachtungszeit, bevor man sich zur Anlegung des Pneumothorax entschließt, ist ganz einheitlich aufzustellen. Diese Zeit ist auch für die Beobachtung der Leistungsfähigkeit der kontralateralen Seite und des Verhaltens etwaiger in ihr vorhandener tuberkulöser Herde notwendig. In einer großen Anzahl von Fällen wird das Endresultat eines Pneumothorax in Frage gestellt oder vernichtet durch allmähliches Aktivwerden der Gegenseite. Es gilt also häufig, den richtigen Zeitpunkt zu erfassen, wann die Behandlung einsetzen soll. Kann man zuwarten, bis man eine gewisse Sicherheit über die Tragfähigkeit der kontralateralen Lunge erlangt hat, so wird sich dieses Zuwarten reichlich lohnen. Es kann natürlich auch Fälle geben, bei denen man sich mit dem Wahrscheinlichkeitskoeffizienten begnügen muß, besonders wenn die Art der Erkrankung ein weiteres Zuwarten gefährlicher als das Handeln erscheinen läßt. Bei einem 34jährigen Patienten z. B. ergab sich eine dringende Indikation zur Anlegung eines Pneumothorax aus wirtschaftlichen Gründen. Er kam mit hohem Fieber nach absolvierter Sanatoriumskur zurück, da der Krankenurlaub abgelaufen war. Er fürchtete seine Stelle zu verlieren, wenn er nicht bald seinen Dienst wieder aufnehmen könnte. Das Krankheitsbild war beherrscht durch eine hühnereigroße, im rechten Oberfeld nach außen oben gelegene Kaverne. Über der Lingula bestanden sowohl klinisch wie röntgenologisch nachweisbare, kleine, nicht sicher inaktive Herde. Durch den Pneumothorax wurde in Kürze ein ausgiebiger Kollaps der Kaverne, normale Temperatur und bacillenfreies Sputum erzielt. 6 Monate später begann der Herd links aktiver zu werden; der Pneumothorax wurde sistiert, die kranke Lunge dehnte sich langsam wieder aus, die Kaverne blieb geschlossen, der Herd links beruhigte sich in kurzer Zeit wieder. Patient blieb bis heute, $1^1/_2$ Jahre nach Anlegung des Pneumothorax, arbeitsfähig, fieberfrei, bei sehr gutem Allgemeinbefinden und dauernd negativem Sputum.

Über die Indikation bei Blutungen ist bereits in dem Aufsatze Brunners das Nötige gesagt.

Die Tragfähigkeit der Gegenseite richtig einzuschätzen ist ein Grundpfeiler der Pneumothoraxtherapie.

Es dürfte zu weit führen, alle klinischen Anzeichen, die uns Anhaltspunkte für diese Beurteilung abgeben, hier im einzelnen anzuführen; ich kann auf meine Arbeit verweisen in der Klinischen Wochenschrift 1923, in der ich dieses Thema eingehend behandelt habe. Es sei nur darauf hingewiesen, daß, eine gewisse Begrenztheit der kranken Partien vorausgesetzt, die Aktivität des Prozesses entscheidender ist als seine Ausdehnung. Ein gutes Röntgenbild ist unentbehrlich und gibt oft die Entscheidung bei der Beurteilung. Je ausgesprochenere Fibrose mit stark herausgesetzter Zeichnung vorhanden ist, wenn Strang- und Streifenschatten vorwiegen und die Herde klein- bis mittelfleckig, mit scharfen Konturen begrenzt, erscheinen, desto eher ist an einen abgelaufenen Prozeß zu denken; umgekehrt gilt weiche verwaschene fleckige Verschattung als fast sicheres Zeichen eines noch nicht abgelaufenen Prozesses. Zwischen diese beiden Extreme schieben sich nun in vielen Fällen gemischte Formen ein, die bisweilen die Entscheidung zu einer äußerst schwierigen und verantwortungsvollen machen. Wenn deutliche Destruktionsherde vorhanden sind, mögen sie auch klein sein, so ist eine Kollapsbehandlung zu widerraten. Nach anfänglichen Erfolgen stellt sich hier fast regelmäßig, spätestens im 2. Jahr ein Fortschreiten des Prozesses ein. Eine genaue klinische Beobachtung, die, wie erwähnt, womöglich längere Zeit voranzugehen hat, wird letzten Endes den Ausschlag geben. Chronische Bronchitis mit Bronchiektasenbildung, Emphysem und stärkere Zwerchfellverwachsungen der gesünderen Seite gelten mit Recht als Gegenanzeige.

Über die Technik ist nur wenig zu den bereits in der Literatur vorhandenen Angaben beizutragen. Eine Lokalanästhesie halte ich im allgemeinen für unnötig; selbst bei Kindern habe ich nie mehr eine solche nötig gehabt. Über die Wahl der Nadel lassen sich keine bestimmten Vorschriften formulieren. Ich selbst bevorzuge eine stumpf abgeschrägte Saugmansche Nadel im Einklang mit Ranke, Muralt und der Mehrzahl der Davoser Ärzte. Es kommt nicht so sehr auf die Art der Nadel an, wie auf eine subtile Technik und vorsichtiges Vorgehen. Auch die Art des zum Einströmen verwendeten Gases ist nicht von so ausschlaggebender Bedeutung wie die Beherzigung der Vorschrift, niemals Gas einzulassen, bevor man einwandfreie Manometerausschläge hat. Die zahlreichen Neukonstruktionen von Apparaten mit Kohlensäureerzeugung, von Sauerstoff usw. sind sicher sehr zweckmäßig ausgedacht, aber meines Erachtens unnötig. Gasembolien erfolgen, wie statistisch erwiesen ist, in der Mehrzahl der Fälle während der Nachfüllungsperiode, wo sie durch sehr exakte Untersuchung ziemlich sicher zu vermeiden sind, besonders wenn man es sich zum Gesetz macht, eine Durchleuchtung vor jeder Nachfüllung vorzunehmen, ferner möglichst am gleichen Orte und bei festgelegter Nadeltiefe einzustechen und Gas nur dann einzulassen, wenn der Manometerdruck für den jeweiligen Fall eindeutig richtig ist. Bei Erstanlegung schützt am sichersten möglichst subtiles Hantieren, das Einführen der Nadel an einer sorgfältig ausgesuchten Stelle, die sowohl nach dem Durchleuchtungsbefund wie bei der physikalischen Untersuchung freie Pleura und gesunde Lungenpartien topographisch erwarten läßt.

In unveränderter Lunge pflegen die Gefäße auszuweichen, auch wenn Pleuraverwachsungen vorliegen, hingegen besitzen in krankhaft verändertem Gewebe die Gefäße diese Eigenschaft nicht. Wird ein Gefäß angestochen, so droht die Emboliegefahr in erster Linie durch den Zustrom von Alveolarluft in das eröffnete Lumen der Vene, weit weniger — außer bei unvorsichtiger Hantierung — durch den Apparat. Hier kann man sich schützen dadurch, daß man erst bei deutlich physiologischen Manometerexkursionen Gas ansaugen läßt, das Ansaugen von Alveolarluft ist beim Anstechen der Lunge mit absoluter Sicherheit überhaupt nicht, selbst bei Einhaltung aller Vorsichtsmaßregeln, zu verhüten. Daß Luftembolien relativ so selten sind, ist meist ein Glückszufall, aber nicht unser Verdienst. Wenn bei einem Pneumothoraxversuch infolge dünnflächiger, fester Verwachsung die Anlegung des Pneumothorax mißlingt, so war die Nadel in der Regel bereits in das Lungengewebe vorgedrungen — die Möglichkeiten für eine Embolie sind also sehr häufig gegeben, aber verschwindend selten tritt dabei wirklich eine Embolie auf. Wir müssen uns aber der Gefahr, die wir laufen, stets voll bewußt sein und sie in das Gesamtrisiko der Pneumothoraxbehandlung mit einkalkulieren, eine Warnung gegenüber unberechtigter Indikationsstellung!

Um einen Pneumothorax wirksam zu gestalten, müssen wir den möglichst vollständigen Kollaps der Lunge anstreben. In einer Reihe von Fällen gelangen wir ziemlich mühelos damit ans Ziel, in vielen anderen dagegen nur nach Überwindung großer Schwierigkeiten. Oberster Grundsatz müßte stets der bleiben, daß man nichts zu forcieren unternimmt: man muß die Geduld aufbringen, sich Zeit lassen zu können, bis man sich dem Ziele nähert. Wer den Ehrgeiz besitzt, nach einer aufgestellten Berechnung oder einer Art Schema sich baldigst am Ziele sehen zu wollen, wird viel Lehrgeld mit Mißerfolgen zahlen müssen. Nur eine auf Grund guter Beobachtung und Abschätzung der physiologisch-pathologischen Verhältnisse durchgeführte Dosierung kann hier helfen. Bisweilen dauert es über ein Jahr, bis der gewünschte Kollaps erreicht wird.

Häufig sehen wir in den ersten Monaten der Pneumothoraxbehandlung, daß die Nachgiebigkeit des Mediastinums, die Dehnbarkeit der Pleura eine größere ist als die Entspannungstendenz der Lunge, d. h. wir erreichen viel rascher Mediastinalverschiebungen und Ausbildung großer Pleurahernien, als einen Dauerkollaps der kranken Lunge. In solchen Fällen können wir damit rechnen, daß im Laufe der weiteren Behandlung die Pleura allmählich derber, weniger überdehnbar wird, die Volumvermehrung innerhalb des Pleurasackes kommt dann späterhin dem Lungenkollaps zugute und wird nicht mehr von einer Überdehnung des Sackes beantwortet. Ich habe mehrfach erst im 2. Jahr aus diesen Gründen Kavernen zum Kollaps kommen sehen und gute Dauerresultate dabei beobachten können.

Ganz in der gleichen Linie bewegen sich unsere Bestrebungen, Adhäsionen, die einen wirksamen Kollaps erschweren resp. verhindern, zur Ablösung zu bringen. Das eben geschilderte, auf Geduld und Vorsicht aufgebaute Verfahren gilt auch hier. Oft gelingt es erst nach langer Zeit, fädige Adhäsionen zur Ablösung oder zur wirksamen Dehnung zu bringen. Bei flächenförmigen hingegen wird es nur in seltenen Fällen gelingen; hier ist Zuwarten meist nur Zeitverschwendung. Es empfiehlt sich somit, bei Adhäsionen, die überhaupt einer konservativen Behandlung zugänglich sind und sich als solche erweisen, längere Zeit zuzuwarten und erst bei Erfolglosigkeit der Bestrebungen sich zur Durchtrennung auf blutigem Wege zu entschließen. Die neuzeitlichen Methoden von Jacobäus, die in Deutschland von Unverricht, Korbsch und Schröder sehr gefördert wurden (ganz besonders von Unverricht), verdienen alle Beachtung; in Amerika wird der offenen Durchtrennung der Adhäsionen unter Leitung des Auges mehr das Wort geredet (Archibald).

Das Vorhandensein von Adhäsionen beeinträchtigt in hohem Grade den Dauererfolg. Die Zahlen Saugmans sind hierfür ein sprechender Beleg: bei idealen Grundbedingungen, mithin bei Fehlen von Adhäsionen und bei deshalb ermöglichtem gleichmäßigen Kollaps berechnen sich seine Dauerresultate auf 70%, während sie sich bei dem Gesamtpneumothoraxmaterial nur auf etwa $^1/_3$ aller durchbehandelten Fälle beziffern.

Wie weit ist nun der Kollaps anzustreben, genügt schon eine Entspannung oder ist der Kollaps bis zur völligen Aufhebung der Funktion zu treiben? Über diese Frage ist noch keine Einigung erzielt und wird voraussichtlich nicht zu erzielen sein, da jeder Fall eine individuelle Beurteilung und Behandlung erfordert. Im allgemeinen ist, wie bereits hervorgehoben wurde, der Grundsatz sicher richtig und zur Norm zu erheben, daß die kranke Lunge zur völligen Außerfunktionssetzung gebracht werden soll. Diese Forderung ist aber nur durchzuführen, wenn Idealverhältnisse vorliegen: völlig gesunde, jedenfalls tragfähige kontralaterale Seite, eine gewisse Festigkeit des Mediastinums, keine Überdehnbarkeit der Pleura, Fehlen von Adhäsionen, ein leistungsfähiges Herz. Sobald Abweichungen von diesen Idealbedingungen sich einstellen, muß auf einer gewissen mittleren Linie operiert werden: d. h. ein derartiger Grad von Kollaps erstrebt werden, der noch genügend günstige Heilungsbedingungen schafft bei gleichzeitiger größtmöglichster Erhaltung von Atmungsoberfläche. Hier setzt die Kunst, das Abwägungsvermögen des Arztes ein und kann allein den Grad des Kollapses bestimmen, der von Fall zu Fall ganz verschieden sein wird, aber natürlich einer Mindestforderung gerecht werden muß, andernfalls der Pneumothorax sich unwirksam gestalten würde. Auch hier bildet die Zeit einen wichtigen Faktor in dem Sinne, daß sie allmählich für eine wirksamere Durchführung arbeitet, wie schon oben auseinandergesetzt wurde.

Im allgemeinen ist möglichst ausgiebiger Kollaps das erstrebenswerte Ziel, da er uns unter Berufung auf Saugmans Rekordzahlen die besten Resultate gewährleistet. Die Entspannung muß dabei an den kranken Stellen eine vollständige sein, so daß eine Retraktion hiluswärts erfolgen kann; deshalb sind Adhäsionen, je weiter lateral sie vorhanden sind, um so eher geeignet, den Erfolg hintanzuhalten. Werden die kranken Stellen hier ausgespannt erhalten, so helfen Eindellungen der unvollständig kollabierten Lungenpartie von oben oder von unten her nur sehr unvollkommen: ein quer ausgespannter kranker Unterlappen z. B. kann zwar in seinem Höhendurchmesser wesentlich verkleinert werden, besonders unter Anwendung eines Druckpneumothorax, wenn auch unter Einhaltung mittlerer zulässiger Druckwerte, die womöglich 10 bis 15 cm H_2O nicht übersteigen sollen. Aber auf ein definitives Resultat ist dabei nicht zu hoffen, wie ich mich selbst mehrfach überzeugen konnte. Die Entspannung muß also, um wirksam zu sein, von der Peripherie zum Zentrum erfolgen.

Wenn in dieser Richtung die Entspannung sich ideal auswirken kann, sehen wir häufig schon kurz nach der Anlegung die ausgezeichnete Wirkung des Pneumothorax, die sich in erster Linie als entgiftende äußert und unter Rückgang der Temperatur und der Pulszahlen einhergeht, während die Sputummenge meist anzusteigen pflegt. Die Erklärung kann doch nur die sein, daß der Lymphstrom sich erheblich verlangsamt, infolge der stärkeren Durchblutung jedoch eine vermehrte Sekretion bewirkt wird. Bei fortschreitendem Kollaps tritt aber bald Anämisierung der Kollapslunge ein und damit auch Verminderung der Sputumbildung. Auf diese Weise kann das tuberkelbacillenhaltige Sputum bald zum völligen Verschwinden kommen, während die bisher sezernierende Kaverne im Röntgenbild noch deutlich zu sehen ist. Werden in einem solchen Falle die Nachfüllungen aus irgendeinem Grunde in einem längeren Intervall vorgenommen, so treten sehr bald die Tuberkelbacillen im Sputum wieder auf, ein Beweis, daß die mechanisch-zirkulatoischen Verhältnisse der wechselnden Befund bedingen.

Komplikationen des Pneumothorax und ihre Behandlung

Es liegt nicht im Rahmen dieser Arbeit, über die Einzelheiten der Pneumothoraxbehandlung weiter zu referieren; es sollen hauptsächlich noch die Leitgedanken herausgehoben werden, die den Internen zum innigen Zusammenarbeiten mit dem Chirurgen Anlaß geben müssen.

Bei der Durchführung des Pneumothorax muß man sich darüber klar sein, daß, wie Ranke mit Recht hervorhebt, das Einbringen von Gas zwischen die Pleurablätter die Schaffung eines unphysiologischen Zustandes bedeutet, wenn sich auch stets ein für den Organismus physiologisches Gasgemenge von fast konstanter Zusammensetzung im Ausgleich herstellt. Das Gas bedeutet eine Art von Fremdkörper für die Pleura; diese Fremdkörperwirkung bleibt bei gleichmäßiger Entspannung der Lunge völlig indifferent. Werden die verschiedenen Lungenpartien jedoch ungleichmäßig entspannt, so kommt es allmählich zu Folgeerscheinungen. Der Druck innerhalb des Pneumothorax ist selbstverständlich überall der gleiche, soweit der reine Gasdruck im Spiele ist; es ist jedoch etwas anderes, ob dieser Druck sich auf entspanntes kollabiertes Gewebe auswirkt oder auf krankes Gewebe, das durch Adhäsionen an der Entspannung verhindert ist. Hier werden zweifellos schwache Stellen, die einer Dauerzerrung unterliegen, mehr und mehr eine Sonderstellung gewinnen, besonders solche, bei denen krankes Gewebe dicht unter der Pleura liegt. Die elastischen Teile sind z. T. bereits durch das Grundleiden zu Verlust gekommen und den dauernden Schwankungen in den Druckwerten, wie sie bei jedem Pneumothorax unvermeidbar sind, werden die Reste von Elastizitätsvermögen nicht standhalten können. Auf diese Weise wird ein Durchbruch vorbereitet und in der Tat sehen wir bei lange bestehendem Pneumothorax, bei dem der Haupterkrankungsherd, z. B. eine randständige Kaverne, noch ausgespannt erhalten geblieben ist, Perforationen nicht allzu selten sich einstellen — die Gefahr wächst hier mit der Dauer der Durchführung der Pneumothoraxbehandlung —, ebenso aber auch bei frischen destruktiven Prozessen, die nahe an die Pleura heranreichen. Hier kann dieses so sehr gefürchtete Ereignis natürlich schon nach kurzem Bestehen des Pneumothorax eintreten.

Um diese so schweren Komplikationen zu vermeiden, empfiehlt es sich dringend, einen Pneumothorax der erst geschilderten Art nicht zu lange zu unterhalten, selbst wenn ein scheinbarer Erfolg zu verzeichnen sein sollte (Abdrosselung der Kaverne mit Sistierung des bacillären Sputums, aber bei Erhaltensein des Kavernenlumens!). Hier ist die komplettierende Plastik die unerläßliche Forderung.

Bei Fällen der zweitgeschilderten Art ist äußerste Vorsicht resp. Zurückhaltung bei der Indikationsstellung angezeigt; wenn der Allgemeinzustand es erlaubt, dürfte für manche solche Fälle, wie bereits erwähnt, eine vorsichtig durchgeführte Thorakoplastik das rationelle Verfahren sein, allerdings unter dem Vorbehalte, daß exsudative Prozesse, die fortschreitende Tendenz aufweisen, überhaupt eine üble Prognose haben und häufig jeder Therapie trotzen.

Zur Beseitigung von Adhäsionssträngen ist vielfach versucht worden, durch Drucksteigerung den Erfolg zu erzwingen. Man kann nicht eindringlich genug vor einem solchen Verfahren warnen. Die deletären Folgeerscheinungen werden noch rascher auftreten als bei den Fällen der oben geschilderten Art. Mit zunehmender Rigidität der Pleura, wie sie fast stets im Laufe der Behandlung, meist im 2. Jahre sich einstellt, kann eine vorsichtige Erhöhung der Durchschnittsdruckwerte nach der positiven Seite hin vorgenommen werden, jedoch auch nur dann, wenn entweder Adhäsionen fehlen oder solche an Stellen sitzen, die nicht in nächster Nachbarschaft von einbruchgefährdeten Stellen lokalisiert sind.

Wenn durch Entzündungen Pleuraverdickungen sich ausgebildet haben, so kann eine Drucksteigerung bei Fehlen von Adhäsionen versucht werden, da der erzeugte höhere Druck von der verdickten Pleura getragen wird; ein Überschreiten von Druckwerten von 10—15 cm H_2O sollte im allgemeinen jedoch vermieden werden. Es ist dann sicherlich rationeller, eine Plastik zur Sicherung des Erfolges zur richtigen Zeit vorzunehmen, als alle die Gefahren auf sich zu nehmen, die ein Druckpneumothorax im Gefolge hat. Um dem Anlegebestreben entzündlich veränderter Pleurablätter entgegen zu wirken und eine Ausdehnung der kollabierten Krankheitsherde zu vermeiden, sind solche höhere Druckwerte oft unvermeidbar; es gilt Zeit zu gewinnen, den Pneumothorax noch so lange evident zu erhalten, bis die in Ausheilung begriffenen Lungenpartien dem peripheren Zuge seitens der schrumpfenden Pleura gewachsen sind. Es ist dies aber nur dann zu erreichen, wenn die Pneumothoraxbehandlung schon nahe an ihrem Abschluß ist, und in solchen Fällen ist der geschilderte Modus auch berechtigt. Tritt nach relativ kurzer Zeit der Pneumothoraxbehandlung dieses fatale Ereignis bereits auf, so ist es meist unmöglich, der Zugwirkung auf die Dauer Widerstand leisten zu können; hier sollte die klare Überlegung des pathologisch-anatomischen Zustandes und seiner voraussichtlichen weiteren Entwicklung die Entscheidung für eine komplettierende Operation rasch reifen lassen, statt in fruchtlosem Bemühen den Gesamterfolg aufs Spiel zu setzen.

So einfach häufig die Verhältnisse bei trockenem Pneumothorax, bei Fehlen von Adhäsionen und bei relativ resistentem Mediastinum liegen, so kompliziert kann sich die Durchführung des Verfahrens beim Auftreten von Exsudaten gestalten.

Es sollen hier nur einige Gesichtspunkte erörtert werden, bei denen die Zusammenarbeit des Internen mit dem Chirurgen unerläßlich erscheint.

Die so häufigen Randexsudate, ebenso die rasch abklingenden, wenn auch zum Rezidivieren neigenden blanden Exsudate von geringer Ausdehnung bieten dem Praktiker keine Schwierigkeiten, erstere sind überhaupt so gut wie bedeutungslos. Über Exsudate und ihre Behandlung besteht bereits eine ganze große Literatur. Man ist ziemlich einheitlich der Auffassung, daß der möglichst konservativen Behandlung der Vorzug einzuräumen ist. Ich schließe mich dieser Auffassung durchaus an. Jedoch sind einige Punkte herauszugreifen, die besondere Beachtung verdienen, unter welchen Voraussetzungen nämlich zu einer aktiveren Therapie geschritten werden muß.

Von den weniger bekannten Indikationen dazu seien lediglich folgende angeführt:

Es bilden sich bisweilen sehr große Exsudate, die eine klinische Beurteilung des derzeitigen Lungenzustandes völlig unmöglich machen. Selbst durch verschiedenartige Lagerung des Patienten gelingt es dann nicht, die Gasblase so einzustellen, daß die Lunge sichtbar gemacht werden kann. Zur optischen Aufklärung wird in einem solchen Falle Exsudatentnahme sehr zweckdienlich sein, besonders wenn über die Dauer der Weiterführung des Pneumothorax ein Entscheid getroffen werden soll. In einem konkreten Falle war das Exsudat so hoch gestiegen, daß der Lungenstumpf nirgends mehr sichtbar war. Patient war dauernd fieberfrei und hatte den Auswurf vollständig verloren. Es war deshalb von anderer Seite bereits der Vorschlag gemacht worden, den Pneumothorax wieder eingehen zu lassen, der etwa 16 Monate bestanden hatte. Aber schon nach wenigen Wochen, in denen keine Nachfüllungen gemacht worden waren, zeigten sich wieder elastische Fasern und Tuberkelbacillen. Nach Entnahme von 3 l Exsudat war der Sachverhalt aufzuklären. Die Lunge lag, auf die Größe einer Männerfaust reduziert, im unteren Drittel des Pneumothoraxraumes scheinbar gut kollabiert. Eine Adhäsion spannte sich jedoch von der Lunge zur Thoraxwand hinüber und verhinderte sie an dieser Stelle am völligen Kollabieren. Hier waren noch zwei kleine deutlich abgrenzbare Kavernen ausgespannt erhalten geblieben.

Ferner kann uns Exsudatentnahme und Ersatz durch Gas bisweilen von Nutzen sein in einem Falle, der deutliche Ausdehnungstendenz der Lunge hinter einem Exsudat aufweist.

Durch Drucksteigerungen kommen wir hier meist nicht zum Ziel, jedoch häufig durch den geschilderten Modus. Zweifellos handelt es sich dann um noch relativ wenig feste Verklebungen, die zum Teil wohl maschen- und netzartig gebildet sind und dem Gas leichter ein Eindringen gestatten mit dem Resultate des Auseinanderdrängens der Pleurablätter als es der viscosen Exsudatflüssigkeit möglich ist, selbst wenn sie unter Druck gestellt wird. Jedenfalls reagieren eine Reihe von Fällen in sehr günstiger Weise auf dieses Verfahren und ersparen dadurch die Notwendigkeit einer korrigierenden Plastik.

Erhebliche Schwierigkeiten können bisweilen Exsudate bieten, die trotz mehrfacher Punktionen stetig wiederkehren und sich unaufhaltsam vergrößern, besonders wenn sie mit Fieber einhergehen, dabei aber als rein seröse Exsudate sich dokumentieren. Es sind hier verschiedene therapeutische Maßnahmen angegeben worden: Behandlung mit ultraviolettem Licht in Kombination mit Tuberkulinkur (Verdina), ferner Autoserumtherapie mit subcutanen Einspritzungen der eigenen Exsudatflüssigkeit, diuretische Maßnahmen, besonders Kuren mit Wernarzer Wasser, Erhöhung des Kalkspiegels u. a.

Von französischen Autoren (Rosenthal) wird die Behandlung mit Gomenol gerühmt, das nach Entleerung des Exsudates in die Pleurahöhle eingegossen wird, und zwar in steigenden Konzentrationen. Eigene Erfahrungen stehen mir nicht zur Verfügung.

Unter allen Umständen muß verhütet werden, daß das Exsudat allmählich den ganzen Pneumothoraxraum einnimmt unter Resorption der letzten Gasreste. Eine Gasblase muß als eine Art von Druckventil erhalten bleiben und groß genug sein, daß sie eine eventuell notwendige rasche Regulierung von Überdruck gestattet.

Mehrfach konnte ich in den letzten Jahren Fälle beobachten, bei denen der Pneumothorax nur kurze Zeit nachgefüllt worden war, ein allmählich sich vergrößerndes Exsudat den Pleuraraum jedoch vollständig ausfüllte und den Lungenkollaps unterhielt. Nach mehr als einjährigem Bestehen bei Fieberfreiheit, gutem Allgemeinbefinden und völligem Sistieren von Husten und Auswurf zeigte sich dann bei der Untersuchung in der Fürsorgestelle eine enorme Verdrängung des Mediastinums, das Atmungsgeräusch über der Exsudatseite völlig aufgehoben, subjektive und objektive Dyspnoe. Der Durchbruch konnte in dem einen Falle nicht mehr aufgehalten werden, trotz sofortiger Überweisung in die chirurgische Klinik. In einem zweiten Falle mit ähnlicher Krankheitsgeschichte, aber weniger ausgesprochenen Beschwerden, konnte durch ausgiebige Punktionen (Dr. Brunner) der Durchbruch verhütet werden. Ein dritter Fall zeigte ein durchaus anderes Bild und anderen Verlauf:

Bei einer schweren linksseitigen Tuberkulose wurde von anderer Seite ein Pneumothorax angelegt und längere Zeit unterhalten. Die große Kaverne im äußeren Teile des Oberfeldes blieb adhärent. Es trat ein Exsudat auf, das niemals punktiert wurde und allmählich die ganze Pneumothoraxblase ersetzte. Unter langsamem Ansteigen, ohne daß dabei Fieber beobachtet werden konnte, war es allmählich zu einer völligen Ablösung der Kaverne gekommen, das Exsudat nahm ungefähr die äußere Hälfte des Lungenfeldes ein, die Kaverne war nicht mehr nachweisbar, Husten und Auswurf völlig verschwunden.

Die Patientin hat sich inzwischen unter erheblicher Gewichtszunahme vorzüglich erholt, das Exsudat ist im Laufe eines Jahres bis auf einen schmalen peripheren Schattenstreifen zurückgebildet, der ausgezeichnete lokale und allgemeine Erfolg blieb erhalten.

Um es vorweg zu nehmen, so müssen wir den dritten Fall als reinen Glückszufall bezeichnen, der als seltene Ausnahme sich abhebt und nur unter den Kautelen strengster regelmäßiger Kontrolle in dieser Form durchführbar war. Die beiden ersten Fälle zeigen uns hingegen, daß man große Pneumothoraxexsudate sich nicht selbst überlassen darf. Ein von Roubier und Mayoux mitgeteilter Fall beweist ebenfalls die Wichtigkeit dieser Warnung. Die Exsudate können ein übermäßig großes Volumen gewinnen unter Verdrängung des Mediastinums und unter schwerer Beeinträchtigung des Herzens. Ist eine Volumenvergrößerung nicht oder nicht mehr möglich, so tritt eben Drucksteigerung ein bis zum Durchbruch. Die Behandlung hat nach obigen Grundsätzen zu erfolgen, durch Abpunktieren ist Druck- und Volumenverminderung zu erstreben, durch das Erhalten einer genügend großen Gasblase muß man die Möglichkeit einer Druckregulierung während der weiteren Beobachtungszeit sich sichern. Sollten konservative Methoden erfolglos bleiben, so müßte eine Totalplastik vorgenommen werden.

Wenn die Exsudatzunahme unter dauernden Temperaturerhöhungen erfolgt, so wird der Verdacht auf das Bestehen einer Pleuratuberkulose rege werden; der Satz in Muralts Monographie: „Wenn ein Exsudat nach Monaten noch immer Fieber hervorruft und liegt keine Mischinfektion vor, so ist das Fieber in der Regel nicht mehr auf den Erguß, sondern auf die tuberkulösen Herde in den Lungen zu beziehen“, muß umgeändert werden in die Fassung: „Wenn ein Exsudat nach Monaten immer noch unter Fieber sich vergrößert, so handelt es sich um eine Pleuratuberkulose, falls nicht mit Sicherheit in der Lunge selbst die Ursache des Fiebers nachzuweisen ist.“

Die Behandlung der Pleuratuberkulose erfolgt streng nach chirurgischem Standpunkt und gipfelt in der möglichst frühzeitigen Totalplastik. Für die Details sei auf Brunners Arbeit verwiesen, ebenso ist dort auch eingehend das so überaus wichtige Kapitel der mischinfizierten Exsudate behandelt. Diese Komplikation verlangt ganz besonders, und zwar frühzeitiges Zusammenarbeiten des Internen mit dem Chirurgen, denn leider sind auch jetzt noch die Aussichten dieser gefürchteten Störung noch sehr wenig erfreulich. Es ist sicher berechtigt und nicht allzu selten von Erfolg begleitet, in der ersten Zeit des Auftretens von einem heißen Exsudat die konservativen Methoden auszuprobieren. Wir sehen doch recht erfreuliche Resultate damit, besonders durch Elektragol (5, 10, 20 ccm direkt in die Pleurahöhle injiziert) und durch Jodjodkalispülungen[1]) (Jessen), ebenso auch durch Pyoktanin[2]) (Ranke, Baumann). Aber man soll nicht zu viel Zeit damit verlieren, wenn sich ein Erfolg nicht bald einstellt. Dann kommen die rein chirurgischen Maßnahmen zur Anwendung und ergeben noch recht beachtenswerte Erfolge. Als oberstes Gesetz gilt dabei, noch zu einem Zeitpunkt zur Operation zu schreiten, wo der Patient den Anforderungen einer Plastik gewachsen ist. Muß die primäre breitere Eröffnung der Pleurahöhle vorgenommen werden, da die vorgängige Plastik nicht möglich ist wegen des Allgemeinbefindens, so sinken die Aussichten auf ein Minimum herab.

Es wären noch einige Worte anzufügen über die Indikationen zur Anlegung eines Pneumothorax durch ein Exsudat hindurch. Man sollte ein Exsudat durch einen Pneumothorax nur dann ersetzen, wenn der Zustand der Lunge die längere Fortführung eines Pneumothorax dringend erforderlich macht. In einem solchen Fall darf man die Chance, die sich bietet, sich nicht entschlüpfen lassen, die unwiederbringlich verloren ist, wenn das Exsudat sich resorbiert hat.

Große Vorsicht ist jedoch geboten in solchen Fällen, bei denen das Exsudat sich als Folge einer Perforation, also einer pleuro-pulmonalen Fistel gebildet hat. Das Exsudat ist hier der Ausdruck einer Selbsthilfe der Natur, die auf diese Weise die Fistel zum Verkleben bringt. Selbst wenn kranke, den Kollaps erfordernde Lungenpartien hinter dem Exsudat vorhanden sein sollten, ist dringend vor einer Pneumothoraxdurchführung zu warnen. Unter den unvermeidlichen Druckschwankungen wird die verklebte Perforation wieder geöffnet und eine Reihe von Komplikationen drohen, besonders das Auftreten von einem Ventilpneumothorax, wie ich ihn in einem Falle sah.

Pneumothoraxbehandlung bei Kindern.

Mit wenigen Worten soll noch auf die Pneumothoraxbehandlung bei Kindern eingegangen werden. Grundsätzlich ergibt sich natürlich keine andere Einstellung als bei der Erwachsenentuberkulose; es sollen nur sicher klinisch oder bakteriologisch offene Fälle herangezogen werden nach Maßgabe der bereits hervorgehobenen Gesichtspunkte. Eine Einbeziehung von reinen Hilustuberkulosen halte ich nicht für richtig und lehne deshalb den in der Arbeit von Eliasberg und Kahn praktisch betätigten Standpunkt ab. Die Aussichten, die sich uns durch Pneumothoraxbehandlung bei Kindern eröffnen, sind erfolgverheißend und haben bereits zu recht erfreulichen Resultaten geführt, wie in verschiedenen neueren Arbeiten festgestellt werden konnte (außer den oben genannten Autoren: Armand-Delille, Wiese). Der pessimistische Standpunkt Klares, der in der Hauptsache nur symptomatische Erfolge bei der

---

[1]) Jodi pur. 1.0
Kali jodat. 2.0
Aq. destill. steril. ad 40.0
S. 4 cm^3 auf 1 Liter sterilen Wassers.

[2]) Spülungen mit 1 ‰ Lösung.

Durchführung der Pneumothoraxbehandlung bei Kindern sah, dürfte somit nicht zu Recht bestehen. Meine eigenen Zahlen sind zu klein, um irgendwie entscheidend zu sein, aber ich glaube, daß bei geeigneter Auswahl der Fälle die aufgewendete Mühe sich reichlich lohnen wird. Auffallend ist das seltene Auftreten von Exsudaten; unter 12 Fällen habe ich bisher nur einmal ein klinisch stärker in Erscheinung tretendes Exsudat beobachten können. Die Nachfüllungen haben bei Kindern sehr viel häufiger als bei Erwachsenen stattzufinden. Es kann dies doch wohl nur mit der im jugendlichen Organismus gesteigerten Resorptionsfähigkeit zusammenhängen, wenn auch zuzugeben ist, daß Kinder sich weit weniger zu ruhigem Verhalten entschließen als Erwachsene.

Wir wissen ja, daß der Resorptionskoeffizient in weitgehendem Maße von dem mehr oder weniger ruhigen Verhalten des Patienten abhängt.

Aus den breiter erörterten Grundzügen der Pneumothoraxbehandlung mit Betonen all ihrer Schwierigkeiten geht wohl ohne weiteres hervor, daß sich bei zahlreichen Fällen Grenzgebiete einschieben, die ein intensives Zusammenarbeiten des Internen mit dem Chirurgen erfordern. Ein gewisser Prozentsatz dieser Fälle wird auch dem Chirurgen völlig zu überlassen sein. Es kann nicht eindringlich genug hervorgehoben werden, daß diese gemeinsamen Beratungen nicht zu spät vorgenommen werden sollten. Auch hier ist die Erfassung des richtigen Moments oft gleichbedeutend mit der Lebensrettung des Patienten. Leider wird seitens des Internen hier noch manches gesündigt und oft kostbare Zeit verloren, bis der Fall zur Einweisung kommt, wie ich auf Grund meiner Zusammenarbeit mit der hiesigen chirurgischen Klinik nicht allzu selten festzustellen Gelegenheit habe. Die wenig enthusiastische Stellungnahme der Chirurgen zur Pneumothoraxtherapie dürfte zum Teil wohl darauf zurückzuführen sein, ein einseitiger Standpunkt, der durchaus abgelehnt werden muß. Denn die Vorteile, die uns die Pneumothoraxtherapie in der Phthisiotherapie gebracht haben, sind ganz außerordentlich große, sowohl für die Individualbehandlung als auch speziell im Sinne der Ausschaltung offener Infektionsquellen (Blümel).

Es dürfte sich erübrigen, über die Resultate der Pneumothoraxtherapie neuere statistische Erhebungen mitzuteilen, denn die klassischen Zahlen des leider zu früh verstorbenen Altmeisters Saugman bestehen in ihrem vollen Werte zu Recht. Saugman faßt sein Werturteil in wenige Worte zusammen, wenn er sagt, daß ihm keine andere Methode bekannt sei, die den bacillären Phthisikern 3. Stadiums in einem Drittel aller durchbehandelten Fälle eine durchschnittlich noch nach 8 Jahren bestehende Aussicht auf Arbeitsfähigkeit gibt.

Chirurgische Behandlung durch Thorakoplastik usw.

Während der Pneumothorax die ureigene Domäne für den Internen ist, der Chirurg hingegen nur in vereinzelten Fällen Gelegenheit haben wird, hier Betätigung zu finden, so verschiebt sich das Verhältnis durchaus bei der Thorakoplastik. Hier ist der Interne der Beratende bei der Auswahl und überweist dem Chirurgen die geeigneten Fälle zur Operation. Ich glaube, daß der Sauerbruchsche Standpunkt der richtige sein dürfte, der die Ausführung der Thorakoplastik für den Fachchirurgen reklamiert. Die vereinzelten Ausnahmen, in denen besonders auf dieses Spezialgebiet chirurgischer Betätigung eingestellte Interne die Operation selbst ausführen, dürfte an dieser allgemeinen Forderung keine Änderung der Auffassung bewirken.

Die Technik der Thorakoplastik ist heutzutage zu einer solchen Vervollkommnung gelangt, daß der Schwerpunkt für die Erreichung von Dauerresultaten in der richtigen Indikationsstellung beruht; dabei umfaßt die Indikationsstellung auch die Ausdehnung und zweckmäßige Verteilung des operativen Eingriffs.

Im Gegensatz zum Pneumothorax, der einen bis zu einem gewissen Grade korrigierbaren Zustand darstellt, wird bei der Plastik ein Dauerzustand geschaffen.

Etwaige Irrtümer in der Indikationsstellung, besonders hinsichtlich der Tragfähigkeit der gesunden Seite, sind nicht mehr auszugleichen, außerdem fällt die Schwere des Eingriffs ins Gewicht, die eine vorherige richtige Einschätzung der physischen und psychischen Widerstandskraft des Patienten voraussetzt.

Es mögen daher noch die Sicherungen erwähnt werden, die uns vor fatalen Folgezuständen schützen können, und zu denen wir in noch weit höherem Grade als bei der Pneumothoraxbehandlung verpflichtet sind; denn beim Pneumothorax kann ja jeweils wie erwähnt, eine gewisse Korrektur eintreten, durch Sistieren oder Minderung der Nachfüllungen.

Über die Tragfähigkeit orientiert uns, wie bereits in dem Pneumothoraxabschnitt hervorgehoben wurde, am besten eine möglichst eingehende und längere Zeit fortgesetzte klinische Beobachtung. Es kommt daher alles darauf an, Verdachtsmomente, die für eine Aktivität der kontralateralen Seite sprechen könnten, mit an Sicherheit grenzender Wahrscheinlichkeit ausschließen zu können, um sich für die Vornahme einer Operation aussprechen zu dürfen. Natürlich gilt es auch, die räumliche Ausdehnung der Herde zu berücksichtigen; sie dürfen selbst bei festgestellter Inaktivität eine gewisse Grenze nicht überschreiten. Wissen wir doch, daß durch funktionelle Überlastung solche Herde ihre Aktivität wiedergewinnen können. Bestimmte Vorschriften lassen sich hier nicht aufstellen. Es muß der kritischen Erwägung des Klinikers überlassen bleiben, welches Ausmaß er in den einzelnen Fällen als äußerste Grenze der Tragfähigkeit noch zubilligen kann. Ein Zuwenig ist hier besser als ein Zuviel! Im Unterlappen lokalisierte Herde, besonders hilusnahe, mahnen zur äußersten Zurückhaltung (L. Spengler). Bei der Beurteilung dieser so überaus wichtigen und folgenschweren Fragen fällt auch die Überlegung ins Gewicht, inwieweit wohl bei der Plastik gesundes Gewebe zur Dauerausschaltung gelangen wird. Je größer dieser Anteil und somit wichtig für die Gesamtfunktion ist, desto eher kann bei seiner raschen Ausschaltung, wie sie die Plastik mit sich bringt, eine funktionelle Überlastung eintreten und die Tragfähigkeit ins Wanken bringen. Ganz besonders ist dieses fatale Ereignis zu fürchten bei Patienten, die über mangelhafte Kompensationseinrichtungen verfügen.

Der Ausfall von funktionierendem Lungengewebe kann ja bekanntlich durch Mehrleistung seitens des Herzens und der Erythropoëse bis zu einem gewissen Grad ausgeglichen werden (Sauerbruch), ebenso verfügt auch die Lunge selbst über Regulationsvorrichtungen, die sich in der Ausbildung eines kompensatorischen Emphysems dokumentieren. Nur die beiden ersteren Regulierungsvorrichtungen könnten für den Ausfall, der durch eine Plastik plötzlich geschaffen wird, in Frage kommen, da zur Ausbildung letzterer längere Zeitabschnitte erforderlich sind.

Was die beiden ersteren an wirksamer Hilfe leisten, wird wohl kaum viel ins Gewicht fallen, zumal wenn wir uns daran erinnern, daß die Herztätigkeit bei und nach der Operation an und für sich schon, allein durch den Eingriff in hohem Grade in Anspruch genommen ist; jedenfalls dürfte einige Zeit verstreichen, bis die Regulationsvorrichtungen sich irgendwie wirksam erweisen könnten. Es handelt sich vielmehr wohl darum, sich klar zu werden, inwieweit bei der doch meist jahrelang bestehenden Tuberkulose diese Regulationsvorrichtungen bereits in Anspruch genommen wurden. Besteht hier noch ein breiter Spielraum in der Entfaltung von Reservekräften, so kann der Fall unter vorsichtigster Abwägung der Chancen zur Vornahme einer Plastik in Frage kommen.

Weiterhin muß die unbehinderte Zwerchfellatmung der gesunden Seite gewährleistet sein, um die kompensatorisch erforderte Mehrarbeit zu ermöglichen. Dies gilt natürlich in erster Linie für solche Fälle, bei denen eine solche Mehrarbeit eintreten muß, wie oben bereits auseinandergesetzt wurde. Daß Fälle von chronischer Bronchitis, Bronchiektasen und Emphysematiker den Ausschluß aus der Indikationsbreite bedingen, wurde schon bei der Pneumothoraxbehandlung angeführt und gilt natürlich in noch verstärktem Maße für die Plastik.

Die Beurteilung der bisher erwähnten Momente ist eine relativ einfache im Vergleiche mit der Schwierigkeit der Qualitätsdiagnose und der entscheidenden Fragestellung: sind die in der kontralateralen Lunge vorhandenen Herde als aktiv anzusehen oder nicht?

Es wird die Entscheidung der Frage bisweilen ja sehr einfach sein können, in der Mehrzahl der Fälle ist sie jedoch schwierig und nur auf Grund eingehendster Beobachtung möglich. Wichtige Anhaltspunkte ergeben sich für uns aus der Tatsache, daß von dem Grade der Aktivität eines Prozesses eine gewisse Schwankungsbreite des klinischen Befundes abhängt. Wir beobachten sogar Schwankungen innerhalb ein und desselben Tages: Rasselgeräusche verschiedener Intensität und Ausbreitung. Bei sehr ruhigem Verhalten des Patienten können sie ganz oder fast ganz zum Verschwinden kommen, um nach Bewegung wieder sehr deutlich hörbar zu werden. Ebenso werden sie durch meteorologische Schwankungen (Föhn, Wettersturz, starke Luftfeuchtigkeit) wesentlich beeinflußt. Ein Schnupfen kann eine kongestive Fernwirkung auslösen ebenfalls mit deutlicher Zunahme der auskultatorischen Erscheinungen (Staub).

Der Ablauf der Generationsvorgänge spiegelt sich bei aktiver Erkrankung oft in prämenstruell vermehrter, postmenstruell abklingender Kongestion der Krankheitsherde wieder. Zu den aktiven Herden sind alle noch in Umformung und Bewegung begriffenen zu zählen, deshalb mahnen auch Herde, selbst wenn sie in deutlicher Rückbildung sich befinden, zu strenger Beurteilung. Erst wenn länger beobachtetes Stabilsein nachzuweisen ist, kann von einer Tragfähigkeit gesprochen werden.

In wertvollster Weise wird der klinische Befund ergänzt durch eine möglichst exakte Röntgendiagnostik, wie bereits anderen Ortes hervorgehoben wurde. Es ist dazu eine auf idealer Technik basierende Radiographie unentbehrlich. Die Einstellung des Härtegrades hat dabei in zweifelhaften Fällen sich auf die optimale Erfassung der Herde in der gesünderen Lunge zu konzentrieren: denn nur aus einem wirklich guten Röntgenogramm ist eine exakte Deutung möglich. Zur richtigen Beurteilung des Gesehenen ist eine große Erfahrung nötig, die Hilfe des geschulten Internen für den Chirurgen deshalb unerläßlich.

Außer der Klärung der Frage über die Tragfähigkeit muß auch noch eine möglichst eingehende Auswertung der Gesamtleistungsfähigkeit des Organismus erfolgen. Eine Reihe von Fällen, die eine Widerstandsminderung durch Begleitkrankheiten erfahren haben, scheiden, wie wir bereits gesehen haben, von vornherein aus. Aber auch ohne ausgesprochene Organkrankheiten kann die Tuberkulose als solche eine Herabsetzung der Vitalität herbeigeführt haben, so daß der Gesamtorganismus als irreparabel anzusehen ist. Es ist bisweilen äußerst schwierig, hier zu einem schlüssigen Urteil zu gelangen; das meiste bleibt hier der Erfahrung, dem intuitiven Schätzungsvermögen des erfahrenen Arztes überlassen. Erleichtert wird seine Aufgabe durch Heranziehen aller der diagnostischen Maßnahmen, die uns einen Einblick in den Kräftehaushalt des Organismus ermöglichen. Erwähnt seien hier in erster Linie die fortlaufend angefertigten Hämogramme, die uns wertvolle Aufschlüsse über den Grad des Aufbauvermögens im Organismus übermitteln (v. Romberg). Hervorzuheben ist dabei als ein Zeichen mali ominis das konstante Absinken der Lymphocyten unter die Norm sowie das dauernde Verschwinden der Eosinophilen (Baer und Engelsmann). Auch die Blutsenkungsbestimmung wird in zweifelhaften Fällen bei fortlaufenden Untersuchungen uns wichtige Fingerzeige geben können. Ferner die Diazo- resp. Urochromogenreaktion; sie geben uns Aufschlüsse über die Vitalität des Organismus. Es ist dabei jedoch hervorzuheben, daß das Vorhandensein dieser Reaktionen, besonders der letzteren, nicht immer einen dauernden Niederbruch zu bedeuten hat. Ich konnte feststellen, daß einzelne solcher Patienten im weiteren Verlauf noch operationsreif und durch Plastik dauernd geheilt wurden. Nur im Zusammenhalt mit dem gesamten übrigen Symptomenkomplex kann diesen Reaktionen entscheidende Bedeutung zugemessen werden, wenn auch zugegeben werden muß, daß positive Reaktionen, besonders wenn sie an Stärke zunehmen, zur äußersten Vorsicht in der Beurteilung zwingen.

Das gleiche gilt auch für die immunbiologischen Reaktionen. Eine fehlende Allergie muß nicht immer gleichbedeutend sein mit dem Versagen des Körpers gegenüber Mehrleistungen, die an ihn herantreten und wie sie bei der Vornahme der Operation von ihm verlangt werden müssen.

Wertvolle Fingerzeige geben uns auch Blutdruckbestimmungen, Untersuchungen auf okkulte Darmblutungen sowie Nierenfunktionsprüfungen; letztere beide, wenn sich irgendwelche Verdachtsmomente auf das Bestehen einer Komplikation seitens dieser Organe ergeben.

Bei der Abschätzung der Reservekräfte eines Patienten entscheidet, wie bereits hervorgehoben wurde, nicht so sehr eine einzelne Reaktion oder eine auf Laboratoriumsarbeit aufgebaute diagnostische Methode, sondern die klinische

Erfahrung, die den Gesamtmenschen, auch dessen psychische Einstellung, richtig zu taxieren vermag. So werden wohl bisweilen Patienten abzulehnen sein, die alle Vorbedingungen scheinbar erfüllen, deren Gesamteindruck aber, besonders auch die Beschaffenheit des Hautturgors, die welke Haut, das fahlgelbe Gesicht, weicher, sehr labiler Puls, dauernde Gewichtsabnahme bei bester Pflege und Ernährung, die mangelnde Lebensenergie, von der Vornahme einer Operation abraten lassen.

Wir müssen uns stets vor Augen halten, daß durch die Operation nur die Bedingungen geschaffen werden können, auf denen sich der Heilungsprozeß aufbauen soll. Die Wiederherstellung setzt stets „einen gewissen Grad von Reaktionsvermögen und von Heilungstendenz voraus“ (v. Romberg). Auf diese Worte des erfahrenen Klinikers ist immer wieder eindringlich hinzuweisen, um sich und den Patienten vor Enttäuschungen zu bewahren.

Nach Ausschaltung der ungeeigneten Fälle engt sich der Kreis der für eine Operation in Frage kommenden Patienten von vornherein sehr erheblich ein: bei diesen ist nun die Dringlichkeit oder Zweckmäßigkeit chirurgischen Vorgehens zu entscheiden.

Unsere Grundeinstellung zu dieser Frage läßt sich wohl so zusammenfassen, daß bei schwereren einseitigen Lungenprozessen ein Eingriff dann berechtigt ist, wenn die Schwere der Erkrankung das Risiko rechtfertigt, wenn ferner eine genügend große Aussicht für das Erreichen eines vollen oder doch genügend großen Resultates besteht und die Voraussetzung erfüllt ist, daß die konservative Behandlung nicht zum Ziele geführt hat oder voraussichtlich nicht führen wird. Solange die Spontanheilung noch merkbare Fortschritte macht, sollen wir also im allgemeinen in den Heilungsprozeß nicht mit Gewaltmaßnahmen eingreifen; wir müssen uns immer wieder vor Augen halten, daß wir mit fast allen operativen Methoden kräftige Reaktionen auslösen, Störungen des pathologisch-physiologischen Gleichgewichts hervorrufen, Umformungen schaffen, die zweckmäßig sein mögen im Hinblick auf das kranke Organ, bisweilen aber nicht auf den Gesamtorganismus (Baer).

Wenden wir uns nunmehr der speziellen Aufgabe zu, einen Überblick über die für die Operation geeigneten Fälle einseitiger Lungentuberkulose selbst zu geben, so können wir ganz allgemein unser Urteil dahin zusammenfassen, daß die Eignung zur Operation und die Wahrscheinlichkeit eines Dauererfolges auf eine um so breitere, solidere Grundlage gestellt wird, je weiter die Schrumpfungsvorgänge in dem kranken Organ bereits Fortschritte gemacht haben und je weniger Herde exsudativen Charakters das Krankheitsbild beherrschen. Es eignen sich somit hauptsächlich die produktiv-cirrhotischen sowie die produktiven Formen der Tuberkulose, wie Brunner in seiner Statistik überzeugend nachweist, für die Durchführung einer Thorakoplastik. Soweit exsudative Formen bereits Umwandlungen in die cirrhotischen Formen erfahren haben, reihen sie sich in der Erfolgsstatistik den erstgenannten Gruppen an. Relativ wenig günstige Aussichten eröffnen sich den rein exsudativen Formen, wenn auch betont werden muß, daß mitunter noch recht erfreuliche Resultate erzielt werden können. Aus eigener Erfahrung kenne ich zwei solche Fälle, die zur Dauerheilung durch Thorakoplastik kamen, darunter ein Fall, der von Lenhartz in Hamburg operiert worden war.

Außer der Form der Erkrankung ist natürlich auch ihre Schwere entscheidend für die Indikationsstellung. Es existieren hier eine Reihe von Aufstellungen verschiedener Autoren, die ein möglichst erschöpfendes Bild der Indikationsbreite für die Thorakoplastik uns zu geben versuchen (Brauer, Sauerbruch, Spengler, v. Muralt, Ranke, Jessen, Stöcklin, Harms). Als besonders gut und brauchbar scheint mir die von Alexander mitgeteilte. Er empfiehlt eine Operation bei

a) schwerer progredienter Erkrankung einer Lunge;
b) bei mittelschwerer dauernd progredienter Erkrankung einer Lunge, wenn bei genügend langer Kurdauer dieser Progredienz nicht Einhalt geboten werden kann;
c) bei mittelschweren Fällen mit Neigung zu großen Blutungen;
d) bei schweren stationären Fällen, wenn rein mechanisch die Heilungsmöglichkeiten erschöpft sind, besonders wenn gleichzeitig eine soziale Indikation besteht.

In einem hohen Prozentsatz wird bei allen diesen Gruppen das Krankheitsbild beherrscht durch das Vorhandensein von Destruktionsherden, die der Heilung unüberwindliche Schranken setzen. Trotz der überzeugend geschriebenen Abhandlung Turbans und Staubs über Kavernenheilung im Hochgebirge müssen wir — wenn auch nicht in der extremen Einstellung von Aschoff-Gräff — daran festhalten, daß die Kavernen das eigentliche Angriffsobjekt chirurgischer Betätigung bei der Lungentuberkulose darstellen, und somit die Lungenchirurgie in der Hauptsache praktisch Kavernenchirurgie ist mit dem Ziele, durch Einengung der kranken Lunge die Hohlräume zum Verschwinden, d. h. zum Ausheilen zu bringen.

Die übergroße Mehrzahl klinisch resp. röntgenologisch nachweisbarer Kavernen heilt spontan nicht aus, wenn wir auch nicht so selten Gelegenheit haben, selbst im Tiefland, bei konservativer Behandlung mittelgroße Kavernen, besonders wenn sie noch relativ frisch sind, verschwinden zu sehen.

Wenn wir freilich als Kavernen im pathologisch-anatomischen Sinne auch die kleinen und kleinsten Ausstoßungsherde mit berücksichtigen, so können wir feststellen, daß solche in der Mehrzahl heilen. Unsere Erfolge bei den Fällen, bei denen es zur Abstoßung von Bacillen und elastischen Fasern kommt, basieren ja auf diesen natürlichen, ungemein häufig sich betätigenden Heilungsvorgängen. Hat hingegen der zur Abstoßung gelangte Herd eine gewisse Größe überschritten, so vermag die Spontanheilung die Widerstände nicht mehr zu überwinden, die zum Teil in den radiär wirkenden Zugkräften des umgebenden Lungengewebes zu suchen sind; dies trifft besonders für die isoliert im gesunden Gewebe liegenden Kavernen zu. Zum anderen Teil sind der Schrumpfungstendenz eines Hohlraums durch die anatomischen Verhältnisse (Nachgiebigkeit von Mediastinum und Herz, von oberer und unterer Brustapertur, vor allem aber der Thoraxwand selbst) Schranken gezogen. Für die Möglichkeit einer Spontanheilung einer Kaverne ist auch ihr Sitz und die Beschaffenheit ihrer Wände maßgebend. Wenn eine solche in der Spitze lokalisiert ist und dabei das ganze Spitzenfeld einnimmt, ihre Wand randständig, bisweilen nur millimeterdünn ist, so sind die zur Heilung nötigen Voraussetzungen nicht gegeben, aus anatomischen Gründen sowohl, wie aus dem Unvermögen einer derartig reduzierten Wandung, das zum Schließen des Hohlraums nötige Baumaterial, id est Granulationsgewebe zu beschaffen. Je derber die Wandung beschaffen ist, jedoch nur wenn dabei noch eine ausgiebige elastische Verkleinerung des Hohlraums gewährleistet ist (die Prüfung erfolgt vor dem Röntgenschirm bei kräftigem Hustenstoß des Patienten), um so eher kann sich eine fortschreitende Schrumpfung — d. h. eine Überwindung der peripheren Zugkräfte — auswirken, besonders wenn in der Umgebung nachgiebiges Gewebe vorhanden ist. Mehr caudalwärts gelegene Kavernen stehen dabei unter ungünstigeren Bedingungen, da nach den Untersuchungen von Tendeloo, v. Muralt in den unteren Lungenpartien eine stärkere physiologische Zugwirkung zu überwinden ist. Die sehr geringe Heilungstendenz von Unterlappenkavernen findet darin ihre Erklärung. Werden in solchen Fällen diese Zugkräfte zum Ausschalten gebracht, so wird die latente Schrumpfungstendenz gewissermaßen frei und es kann zur raschen Ausheilung einer Kaverne kommen. Damit lassen sich die oft überraschenden Erfolge bei Teiloperationen erklären.

Bis zu einem gewissen Grade bildet eine genügend große Starre des Mediastinums die Voraussetzung für die Vornahme einer Thorakoplastik; es ist dazu bestimmt, das feste Widerlager abzugeben, nach dem zu die außer Funktion zu setzende Lunge zusammenfallen soll. Bei Nachgiebigkeit des Mittelfelles würde der Zweck der Operation vereitelt und der kranke Lungenteil, ohne zum Kollaps zu kommen, lediglich nach der gesunden Seite hin verlagert. In vielen Fällen ist es schwierig, über das voraussichtliche Verhalten des Mediastinums sich eine Sicherheit zu verschaffen. Klar liegen die Verhältnisse, wenn bereits eine erhebliche Schrumpfung der kranken Lunge mit Verziehung des Herzens und des Mediastinums nach der kranken Seite zu unter Hochziehen des Zwerchfells entstanden ist. In anderen, weniger eindeutigen Fällen kann uns der röntgenographische Befund des Mediastinums bis zu einem gewissen Grade Auskunft geben. Bei gestrecktem Verlauf des Herzgefäßschattens, bei Ausrundung des Herz-Zwerchfellwinkels müssen zweifellos fixierende Kräfte eingewirkt haben, besonders wenn dabei noch eine Dislokation des Gesamtmediastinums nach der kranken Seite, wenn auch in geringem Grade, nachweisbar ist.

Wichtig ist auch der Nachweis von Adhäsionsfäden oder -strängen, die sich vom Zwerchfell zur Basalfaserung erstrecken, bisweilen mit deutlich zeltförmiger Erhebung der Ansatzstelle am Zwerchfell. Verschattungen im Recessusbereich sprechen für Verlötung der Pleurablätter und geben oft hinreichende Wahrscheinlichkeit, daß durch Pleuraveränderungen auch eine Fixierung des Mediastinums bereits erfolgt ist.

Freilich kann bisweilen die Annahme trügerisch sein und das Mediastinum der durch die Operation bewirkten Belastung nicht standhalten; es werden dadurch manche Operationserfolge vereitelt.

Zur Operationstechnik selbst muß auf die grundlegenden Arbeiten Brauers und Sauerbruchs verwiesen werden; in dem Brunnerschen Beitrag ist eingehend dieses Kapitel behandelt worden. Die bislang sich gegenüberstehenden Auffassungen über die zweckmäßigste Technik haben einen gewissen Ausgleich gefunden in dem Sinne, daß je nach Lage des Falles, nach den Erfordernissen seiner anatomischen Struktur bald mehr in Anlehnung an Brauer nach der subscapulären-paravertebralen Methode unter Entfernung größerer Rippenstücke, besonders im Bereich des Schultergürtels, bald nach Sauerbruch lediglich nach der paravertebralen Methode operiert wird. Es ist ja einleuchtend, daß bei der Vielgestaltigkeit des pathologisch-anatomischen Bildes ein für alle Fälle festgelegtes Schema nicht zum Ziele führen kann.

Bei einem Fall z. B. mit derber Cirrhose des ganzen Lungenfeldes und kleiner Kaverne im Oberfeld wird eine Plastik mit Herausnahme kleiner paravertebraler Rippenstücke bereits zum Ziele führen, während zur Heilung einer größeren, ziemlich isoliert liegenden Kaverne (tertiäre Phthise nach Ranke) nur die ausgiebigste Entfernung der Rippen Erfolg versprechen kann.

Die Technik selbst ist zu einem gewissen Abschluß gekommen und in geradezu klassischer Methodik von Sauerbruch und Brauer durchgebildet.

Zur Durchführung der Operation wird vorherrschend von der Lokalanästhesie, und zwar mit vollem Recht bei allen Fällen mit abundantem Sputum, Gebrauch gemacht, die Allgemeinnarkose hingegen nur selten angewandt. Sie erfreut sich jedoch großer Beliebtheit in Amerika; auch Schindler (Nymphenburger Krankenhaus) wendet sie neuerdings und mit bestem Erfolg an. Die von mir gegen die unterschiedslose Anwendung der Lokalanästhesie bereits in einer früheren Arbeit geäußerten Bedenken gipfeln darin, daß in ihr vielleicht bisweilen die Ursache von Wundinfektionen zu suchen sein dürfte. Es ist wohl nicht immer ganz zu vermeiden, daß, besonders bei sehr muskulösen und fettreichen Patienten, die Anästhesierungsnadel sich beim Aufsuchen der obersten Rippen in die Lunge verirrt. Sitzen nun gerade an dieser Stelle Krankheitsherde, so könnte wohl nachträglich gelegentlich kräftigen Hustens durch den so gebildeten feinen Kanal eine retrograde Verschleppung von infektiösem Material eintreten. Der Fachchirurg wird diese Befürchtungen vielleicht mit einem Lächeln abtun, ich kann mich jedoch des Eindrucks nicht erwehren, daß in einem konkreten Falle der Infektionsmodus sich am ungezwungendsten auf die geschilderte Art erklären ließ. Man könnte dem Übelstand ja dadurch abhelfen, daß man die obersten Rippen erst nach ihrer Freilegung anästhesiert, eine Methode, wie sie der schwedische Arzt Orton nach mündlicher Mitteilung schon seit längerer Zeit anwendet.

Die überaus wichtige Frage der ein- oder mehrzeitigen Operation muß seitens des Chirurgen nur in engster Anlehnung an den Internen entschieden werden. Das ideale Ziel „die einzeitige Operation", welche naturgemäß die besten mechanischen Resultate gewährleistet, darf nicht auf Kosten der Sicherheit erstrebt werden; es sind ihrer Durchführung gewisse, durch die Leistungsfähigkeit des Organismus gesteckte Grenzen gezogen. Schon geringfügige Abweichungen von der Durchschnittsleistungsfähigkeit seitens des Zirkulationsapparates und der Nieren fordern dringend zu mehrzeitiger Operation auf. Bei der Verteilung der Operation in mehrere Abschnitte ist darauf zu achten, daß keine Reizungszonen gebildet werden; es muß verhütet werden, daß der Hauptkrankheitsherd durch die der Operation folgende Umgestaltung in nachteiliger Weise gezerrt, statt entspannt wird; es kann dies dann erfolgen, wenn eine Kaverne z. B. nur in ihrer unteren Hälfte in den Kollapsbereich einbezogen wurde. Die obere bleibt dann noch ausgespannt und der Einwirkung der Respirationskräfte unterworfen. Wir wissen, daß Kavernen lebhaft zu reagieren pflegen, falls sie aus ihrer Gleichgewichtslage gezerrt werden. Die Erfahrungen in der Pneumothoraxbehandlung haben uns darüber Aufschluß erteilt. Solche in der Reizungszone gelegene Herde können nach der Vornahme der unteren

Plastik ganz außerordentlich stark reagieren, bisweilen kommt es sogar, wie Stöcklin in zwei Fällen mitteilt, zu starken Lungenblutungen.

Man muß deshalb entweder unterhalb des Herdes bereits aufhören zu resezieren oder sofort darüber hinausgehen.

Je weniger sicher man der Tragfähigkeit der kontralateralen Lunge sein kann, desto eher ist man zur Teiloperation gezwungen, ebenso auch bei großen Sputummengen und bei Affektionen des Larynx; bei letzteren soweit durch die Erkrankung selbst oder infolge eines operativen Eingriffs ein wirksamer Glottisschluß und somit ein kräftiger Expektorationsstoß nicht möglich ist.

Die Thorakoplastik bildet in vielen Fällen die wirksame Ergänzung eines inkompletten Pneumothorax. Nach dem Vorgange Sauerbruchs und v. Muralts hat sich diese Methode als äußerst wertvoll erwiesen, wenn sie auch in ihrer ursprünglichen Form heute fast allgemein verlassen ist. Früher wurde der Pneumothorax noch lange Zeit nach der komplettierenden Operation durchzuführen versucht; es hat sich aber ergeben, daß man besser damit fährt, den Pneumothorax eingehen zu lassen und die Plastik zu einer Totalplastik zu vervollständigen. Es ist klar, daß sich bei der Durchführung nach der ursprünglichen Methode gewisse widerstrebende Momente geltend machen müssen: der weiter unterhaltene Pneumothorax wirkt dem Zusammenfallen der gekürzten Rippen entgegen und kann daher das anfängliche Kollapsresultat allmählich wieder zunichte machen. Aus diesen Überlegungen heraus muß die Modifikation als Fortschritt begrüßt werden. Ein Eingehenlassen des Pneumothorax vor der Plastik ist dabei, entgegen den Anschauungen Zadeks und Sonnenfelds, nicht ratsam; wir würden damit Zeit verlieren und bisweilen wohl unter weniger günstigen Allgemeinbedingungen zu operieren gezwungen sein, denn unter dem Wegfall der Pneumothoraxwirkung tritt häufig wieder Fieber und Vermehrung des Sputums auf.

Wir wollen im Gegenteil den durch den Pneumothorax bewirkten Kollaps der Lunge — meist wird es sich um Kollaps der unteren Lungenpartien handeln — noch für die Vornahme der Operation ausnützen, besonders um eine Aspiration zu vermeiden. Erfahrungsgemäß wird die Operation bei Bestehen eines Pneumothorax sehr gut vertragen und die Nachoperationsperiode weit erträglicher gestaltet.

In der ersten Sitzung werden, wenn es sich, wie es wohl meist der Fall sein wird, um adhärente Partien im Obergeschoß handelt, nach dem in der Sauerbruchschen Klinik geübten Verfahren die oberen 7—8 Rippen reseziert, nach vorausgehender Volumverkleinerung des Pneumothorax.

Nach der Operation wird der Pneumothorax zu verkleinern versucht und innerhalb einer Zeitspanne, die noch eine optimale Annäherung der bereits durchtrennten Rippenstümpfe gewährleistet, die Resektion der noch stehen gebliebenen Rippen durchgeführt und damit der Pneumothorax beseitigt.

Von den Ersatzoperationen, die man wohl zweckmäßig Behelfsoperationen nennen könnte, ist bereits von Brunner berichtet worden. Es soll nur auf die Phrenicusexairese noch kurz eingegangen werden.

Sie ist zu einem wichtigen Glied in der Lungenchirurgie geworden, und zwar mit vollem Rechte. Wenn ihr auch als selbständige Operation ein nur bescheidener Platz gebührt, so liegt hingegen ihre Bedeutung in der Kombination mit anderen Verfahren, sowie als Testoperation zur Prüfung der kontralateralen Seite.

Sie wird im allgemeinen der Plastik als Test- und Voroperation vorausgeschickt; je nach dem Verhalten der gesünderen Lunge erhalten wir wichtige, unsere an anderem Orte mitgeteilten diagnostischen Merkmale oft entscheidend ergänzende Anhaltspunkte für die Beurteilung der Tragfähigkeit der Gegenseite. Freilich darf man, wie Peters mit Recht hervorhebt, beim Ausbleiben dieser Reaktion nicht dazu verleitet werden, die Indikation für Plastik zu stellen, wenn nicht sonst der klinische und Röntgenbefund dafür sprechen.

Über die Zweckmäßigkeit der Phrenicusexairese in Kombination mit dem Pneumothorax gehen die Ansichten noch auseinander.

Zadek und Sonnenfeld schicken in jedem Falle diese Operation der Anlegung des Pneumothorax voraus zur Sicherung der Durchführung des Kollapsverfahrens: seltenerer Exsudatbildung, worauf besonders Sauerbruch hingewiesen hat, ferner zur Abkürzung der Behandlungsdauer und zur Sicherung des Dauerresultats durch dauernde Verkleinerung des Lungenvolumens. Demgegenüber macht Unverricht darauf aufmerksam, daß man auf diese Weise, wenn sich später die Notwendigkeit ergeben sollte, auf der Gegenseite einen Pneumothorax anzulegen, sich dieser Chance beraubt, und beschreibt einschlägige Fälle.

Ich glaube auf Grund meiner auf 16 Jahre sich erstreckenden Erfahrungen, daß die Pneumothoraxtherapie ein so radikales Verfahren, wie die genannten Autoren es verlangen, nicht benötigt, und würde eine Phrenicusexairese wohl für berechtigt halten, wenn dabei in der Hauptsache Lungengewebe zur Ausschaltung gelangt, das für die Funktion an und für sich nicht mehr heranzuziehen ist, wenn es sich also um einen Fall mit ursprünglich ausgedehnter Erkrankung handelt.

Die Bedenken Unverrichts sind durchaus begründet, denn nicht allzu selten kommen wir in die Lage, einen succedanen Pneumothorax anlegen zu müssen; nach meiner Erfahrung sind dabei sehr schöne Erfolge zu erzielen. Man soll also diesen Vorteil nicht ohne dazu gezwungen zu sein aus der Hand geben.

Die Bemerkung kann nicht unterdrückt werden, daß zur Zeit in der Indikation der Phrenicusexairese wohl nicht scharf genug ausgewählt wird und eine gewisse Polypragmasie sich ausgebildet hat; davor ist nachdrücklich zu warnen und auch auf die Gefahren aufmerksam zu machen, die mit ihr verknüpft sein können und auf die neuerdings aus dem Stöcklinschen Sanatorium A. Schürch hinweist. Er warnt vor der Operation bei Patienten, die zu Lungenblutungen neigen.

Wenn wir das Gebiet der Lungenchirurgie überschauen, so kann es keinem Zweifel unterliegen, daß sich zur Behandlung der Lungentuberkulose ein überaus weites Feld zur chirurgischen Betätigung erschlossen hat. Ob wir schon am Ende der Entwicklungsmöglichkeiten angelangt sind, läßt sich heute noch nicht übersehen. Es ist aber das bereits Erreichte so erstaunlich, daß wir darin den gewaltigsten Fortschritt erblicken können, der seit Brehmer-Dettweiler in der Behandlung der Lungentuberkulose erzielt wurde.

Wir müssen dabei dessen eingedenk sein, daß die Anregungen zur Lungenchirurgie bei Tuberkulose großenteils von Internen ausgegangen sind, und es wird das unvergängliche Verdienst Brauers bleiben, hier bahnbrechend und wegweisend vorausgegangen zu sein. Der Ausbau der Technik ist ebensosehr das Verdienst Sauerbruchs.

Die Arbeit des Internen ist auf diesem Felde aufs innigste verknüpft mit der des Chirurgen, und im Interesse der Förderung des gemeinsamen Zieles ist zu wünschen, daß diese Zusammenarbeit, wie sie in der vorliegenden Arbeit als so dringlich nachgewiesen wurde, immer mehr an Boden gewinnt.

Literatur[1]).

I. Anzeigen und Ergebnisse der operativen Behandlung der Lungentuberkulose.

Alexander, Hanns: Über die Bedeutung der Phrenicusausschaltung, insbesondere in Form der Exairese für die Behandlung der Lungentuberkulose. Zeitschr. f. Tuberkul. Bd. 36, H. 5, S. 325—335. 1922.

— Über die Entstehung und Bedeutung von Nebengeräuschen bei funktionell geheilter Lungentuberkulose. Münch. med. Wochenschr. 1922. H. 17, S. 619.

— Die Indikationen für die wesentlichen Methoden der chirurgischen Behandlung der Lungentuberkulose. Schweiz. med. Wochenschr. Jg. 53, Nr. 3, S. 56—59. 1923.

Alexander, John: The surgery of pulmonary tuberculosis. Americ. journ. of the med. sciences. Vol. 68, Nr. 1—4. 1924.

Archibald, Edward: The surgical treatment of unilateral pulmonary tuberculosis. Ann. of surg. Vol. 57, Nr. 6, p. 652—660. 1923.

Baer, Gustav: Die extrapleurale Plombierung bei Lungentuberkulose (Sanat. Schweizerhof, Davos-Platz). Münch. med. Wochenschr. Jg. 68, Nr. 49, S. 1582—1584. 1921.

— Über die Indikationen zur chirurgischen Behandlung der Lungentuberkulose. Klin. Wochenschr. Jg. 2, Nr. 34, S. 1581—1587. 1923.

— Die Prognose der offenen Tuberkulose im Kindesalter. Zeitschr. f. Tuberkul. Bd. 41, H. 5, S. 305. 1924.

Brauer, L.: Das Ziel und die Abarten der extrapleuralen Thorakoplastik, sowie die Methodik der subscapular-paravertebralen Form (Med. Univ.-Klinik, Eppendorfer Krankenhaus, Hamburg). Beitr. z. Klin. d. Tuberkul. Bd. 51, H. 4, S. 319—349. 1922.

Brauer und Spengler: Die operative Behandlung der Lungentuberkulose (Lungenkollapstherapie) in „Handbuch der Tuberkulose", herausgegeb. von Brauer, Schröder, Blumenfeld. 3. Aufl., Bd. 2. 1923.

Brunner, Alfred: Die Prognose bei der operativen Behandlung der Lungentuberkulose. (Chirurg. Klinik München. 46. Tagung d. dtsch. Ges. f. Chirurg., Berlin, Sitzung vom 19.—22. April 1922.) Arch. f. klin. Chirurg. Bd. 121, S. 482—489. 1922.

— Die chirurgische Behandlung der Lungentuberkulose. Nr. 13 der Tuberkulose-Bibliothek. Leipzig 1924.

— Die künstliche Zwerchfellähmung bei der operativen Behandlung der Lungentuberkulose. Therapie d. Gegenw. Jg. 65, H. 11, S. 488. 1924.

Bull, P.: 75 Fälle extrapleuraler Thorakoplastik bei Lungentuberkulose. Norsk magaz. f. laegevidenskaben. Jg. 84, Nr. 6, S. 521—549. 1923. (Norwegisch.)

Burkhardt, G.: Indikationsstellung und Ergebnisse der Auslese für thoraxchirurgische Maßnahmen an dem Material einer Lungenheilstätte für Kriegsbeschädigte. (Dtsch. Krieger-Kurhaus, Davos-Dorf.) Münch. med. Wochenschr. Jg. 69, Nr. 16, S. 575—577. 1922.

— Zur ärztlichen Versorgung schwer lungenkranker Kriegsbeschädigter. Zeitschr. f. ärztl.-soz. Versorgungswesen 1922. H. 6.

Dumarest, F. et F. Parodi: Sur la pathogénie des épanchements pleuraux du pneumothorax artificiel. Second mémoire. Ann. de méd. Tom. 9, Nr. 4, p. 243—263. 1921.

[1]) Es werden nur die in dem Aufsatz genannten Arbeiten aufgeführt. Das Schrifttum ist erschöpfend zusammengestellt im Zentralbl. f. d. gesamte Tuberkuloseforsch. und den dazu gehörenden Jahresberichten.

Felix, Willy: Anatomische, experimentelle und klinische Untersuchungen über den Phrenicus und über die Zwerchfellinnervation. (Chirurg. Univ.-Klinik, München, u. anat. Institut, Univ. Zürich.) Dtsch. Zeitschr. f. Chirurg., Bd. 171, H. 3/6, S. 283–397. 1922.
— Die Phrenicus-Ausschaltung bei Lungenerkrankungen. Ergebn. d. Chirurg. u. Orthop. Bd. 18, S. 690. 1925.
Fischer, Hermann: Indikationen und Erfolge der radikalen Phrenikotomie. Klin. Wochenschr. Jg. 2, Nr. 12, S. 535–536. 1923.
Frisch, A. V.: Beitrag zur chirurgischen Therapie der Lungentuberkulose. (II. med. Univ.-Klinik, Wien.) Wien. klin. Wochenschr. Jg. 34, Nr. 37, S. 449–451. 1921.
— Kombination von Pneumothorax und Phrenikotomie als Therapie der Lungentuberkulose. (II. med. Univ.-Klinik Wien.) Beitr. z. Klin. d. Tuberkul. Bd. 53, H. 2/3, S. 341–343. 1922.
— Zur Frage der Phrenikotomie als Therapie der Lungentuberkulose. Klin. Wochenschr. Jg. 2, Nr. 2, S. 72–73. 1923.
Goetze, Otto: Die radikale Phrenikotomie als selbständiger therapeutischer Eingriff bei einseitiger Lungen-Phthise. (Chirurg. Univ.-Klinik Frankfurt a. M.) Klin. Wochenschrift Jg. 1, Nr. 30, S. 1496–1500 u. Nr. 31, S. 1544–1546. 1922.
— Die radikale Phrenikotomie als selbständiger therapeutischer Eingriff bei der chirurgischen Lungentuberkulose. (46. Tagung d. dtsch. Ges. f. Chirurg., Berlin, Sitzung vom 21.–22. April 1922.) Arch. f. klin. Chirurg. Bd. 121, S. 224–228. 1922.
Gräff und Küpferle: Die Lungenphthise. Ergebnisse vergleichender röntgenologisch-anatomischer Untersuchungen. Berlin 1923.
Gravesen, Johannes: Om Lungekollapsterapi ved Tuberkulose med Pleura Adhaerencer, Odense 1920.
— Discussion on the present position of the surgical treatment of pulmonary tuberculosis. Brit. med. journ. 1923. Nr. 3273, p. 506–512.
Guilleminet, M.: Technique, indications et valeur de la thoracoplastie extrapleurale dans la tuberculose pulmonaire et dans la dilatation des bronches. Paris 1923.
Hofbauer, L.: Pathologische Physiologie der Atmung. In: Handb. d. normalen u. patholog. Physiologie. Bd. II. 1925.
Jacobaeus, H. C. und Einar Key: Weitere Erfahrungen über Thorakoplastik bei Lungentuberkulose. (II. med. Abt. Seraphimer-Krankenhaus u. chirurg. Abt. Maria-Krankenhaus Stockholm.) Acta chirurg. scandinav. Suppl.-Bd. 3, S. 1–88. 1923.
Jessen: Die operative Behandlung der Lungentuberkulose. Leipzig 1921.
Korbsch, R.: Zur endothoracalen Pneumolyse. Münch. med. Wochenschr. 1923. Nr. 23, S. 734.
v. Muralt: Die Beeinflussung lokaler Pleuraadhärenzen durch partielle Thorakoplastik. Le pneumothorax thérapeutique, Vol. 1, Nr. 3/4. 1925.
Nissen, R.: Die Bronchusunterbindung. Ein Beitrag zur experimentellen Lungenpathologie und -chirurgie. Dtsch Zeitschr. f. Chirurg. Bd. 179, S. 160.
Peters, Leroy S.: Purulent effusions complicating artificial pneumothorax. Americ. review of tubercul. Vol. 5, Nr. 7, p. 599–601. 1921.
Pribram, Bruno Oskar: Phrenikotomie bei Hämoptoe und einseitiger Lungentuberkulose. Wien. klin. Wochenschr. 1918. Nr. 48.
Real: Ergebnisse der physikalischen Untersuchungen bei der Kollapslunge nach Pneumothorax und Thorakoplastik. Beitr. z. Klin. d. Tuberkul. Bd. 35, H. 2. 1916.
Sauerbruch, F.: Chirurgie der Brustorgane. Bd. 1 u. 2. Berlin: Julius Springer 1922 u. 1925.
— Kritische Bemerkungen zur Behandlung von Lungenerkrankungen durch künstliche Lähmung des Zwerchfells. (Chirurg. Univ.-Klin. München.) Münch. med. Wochenschrift Jg. 70, Nr. 22, S. 693–695. 1923.
Sauerbruch, F. und H. Elving: Die extrapleurale Thorakoplastik. Ergebn. d. inn. Med. Bd. 10, S. 689–990. 1913.
Saugman, Ch.: Dauererfolge der Pneumothoraxbehandlung bei Lungentuberkulose. Zeitschr. f. Tuberkul. Bd. 34, H. 6, S. 425–432. 1921.
Schröder: Über Thorakoskopie und endopleurale Eingriffe mit Hilfe des Thorakoskops. Beitr. z. Klin. d. Tuberkulose. Bd. 59. H. 1/2. 1924.

Stöcklin, Hans: Beitrag zur Behandlung der Lungentuberkulose mit extrapleuraler Thorakoplastik. Beitr. z. Klin. d. Tuberkul. Bd. 51, H. 4, S. 350—379. 1922.

Turban, R.: Zur chirurgischen Behandlung der Lungentuberkulose. Berlin. klin. Wochenschrift 1899. Nr. 21.

Ulrici, H.: Diagnostik und Therapie der Lungen- und Kehlkopftuberkulose. [Berlin 1924.

Unverricht: Der Einfluß der Kollapstherapie der Lungentuberkulose auf Form und Wachstum des Thorax. (III. med. Univ.-Klinik Berlin.) Klin. Wochenschr. Jg. 1, Nr. 19, S. 938—940. 1922.

— Technik und Methodik der Thorakoskopie. Leipzig 1925.

Weber, O.: Zur endothorakalen Durchtrennung von Pleuraadhäsionen im Pneumothorax mit dem Galvanokauter nach Jacobaeus. Schweiz. med. Wochenschr. Bd. 54, Nr. 44, S. 1002. 1924.

Zadek, J.: Die Phrenikotomie als Voroperation des artefiziellen Pneumothorax bei Lungentuberkulose. 35. Kongr. d. dtsch. Ges. f. inn. Med. in Wien, Sitzung v. 10.—12. April 1923.

— Zur kombinierten chirurgischen Behandlung der Lungentuberkulose: Phrenicusexairese und Pneumothorax. (Städt. Krankenhaus Berlin-Neukölln.) Med. Klinik Jg. 19, Nr. 29, S. 1014—1015. 1923.

Zuntz, Loewy, Müller, Caspari: Höhenklima und Bergwanderungen. Berlin 1906.

II. Der Standpunkt des Internen zur chirurgischen Behandlung der Lungentuberkulose.

Die einschlägige Literatur ist bereits unter I angeführt.

Weitere Literaturangaben:

Archibald, Edward: A contribution to the subject of entrapleural thoracoplasty in the treatment of pulmonary tuberculosis. Arch. of surg. Vol. 10, Nr. 1. 1925.

Aschoff: Bemerkung zu dem Aufsatz: „Über die Vorgänge der Reinigung und Heilung der Kavernen bei der Lungenphthise und deren prognostische Bedeutung“ von Gustav Giegler. Brauers Beitr. Bd. 61, H. 5. 1925.

Armand - Delille: Lo pneumotoracc terapeutico nel bambino tuberculoso. Giorn. di tisiol. Jg. 1. 1924.

Baer, G.: Beiträge zur Klinik des künstlichen Pneumothorax. Zeitschr. f. Tuberkul. Bd. 29, H. 3. 1918.

— und Engelsmann: Das Leukocytenbild bei Gesunden und Tuberkulösen im Hochgebirge. Dtsch. Arch. f. klin. Med. 1913.

Baumann: Zur Frage der Antiseptik mit Farbstoffen. Münch. med. Wochenschr. 1923.

Bräuning: Typische Formen der Lungentuberkulose. Brauers Beitr. z. Klinik d. Tuberkul. Bd. 58, H. 4.

Eliasberg und Kahn: Die Behandlung der kindlichen Lungentuberkulose mit dem künstlichen Pneumothorax. Jahrb. f. Kinderheilk. Bd. 1. 1924.

Gurd, Fraser B.: Anastesia in thoracic surgery. Americ. journ. of surg. Vol. 39, Nr. 1. 1925.

Korbsch: Münch. med. Wochenschr. 1923. Nr. 23.

Neufeld: Seuchenprobleme. Dtsch. med. Wochenschr. 1925. Nr. 9.

Peters: Zwanzig Jahre Lungenkollapstherapie. Brauers Beitr. Bd. 61, H. 4.

Rosenthal: L'oleothorax de Bernon (de Châteaubriand) et son utilisation en practique medicale. Clinique Jg. 9, Nr. 31. 1924.

v. Romberg: Zeitschr. f. Tuberkul. 1921. H. 3/4.

Roubier et Mayoux: Perforation pulmonaire au cours du pneumothorax artificial. Lyon méd. Tom. 134, H. 36. 1924.

Schroeder: Über Thorakoskopie und endopleurale Eingriffe mit Hilfe des Thorakoskops. Brauers Beitr. z. Klinik d. Tuberkul. Bd. 59, H. 1/2. 1924.

Schürch: Beitrag zur Kasuistik der Phrenicusexairese. Brauers Beitr. z. Klinik d. Tuberkul. Bd. 61, H. 5.

Turban und Staub: Kavernendiagnose und Kavernenheilung. Zeitschr. f. Tuberkul. Bd. 41, H. 2. 1924.

Unverricht: Pneumothorax und Phrenicusexairese. Dtsch. med. Wochenschr. 1925. Nr. 8.

Verdina: Eine neue Behandlung von beim künstlichen Pneumothorax auftretenden Pleuraergüssen. Schweiz. med. Wochenschr. 1924. Nr. 42.

Zadek und Sonnenfeld: Die chirurgische Behandlung der Lungentuberkulose. Brauers Beitr. z. Klinik d. Tuberkul. Bd. 61, H. 5.